Markus Vieten

Via medici Buchreihe
Berufsplaner Arzt

Die Publikation dieses Buches
ist mit freundlicher Unterstützung
der Vereinten Krankenversicherung AG –
Öffentlichkeitsarbeit verwirklicht worden.

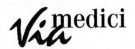

Markus Vieten

Berufsplaner Arzt
„Oder was man mit einem Medizinstudium
alles anfangen kann"

1999
Thieme Verlag
Stuttgart · New York

Markus Vieten
Brüsseler Ring 37c
52074 Aachen

Die Deutsche Bibliothek - CIP-Einheitsaufnahme

Vieten, Markus:
Berufsplaner Arzt: Oder was man mit einem Medizinstudium alles anfangen
kann/Markus Vieten. – 4. komplett überarbeitete Aufl. – Stuttgart: Thieme, 1999
(Via medici Buchreihe)
ISBN 3-13-116104-3

Die 1. bis 3. Auflage erschien im Antilla Verlag, Berlin
unter dem Titel Berufsplaner Arzt, Der Wegweiser

Wichtiger Hinweis:
Wie jede Wissenschaft ist die Medizin ständigen Entwicklungen unterworfen.
Forschung und klinische Erfahrung erweitern unsere Erkenntnisse, insbeson-
dere was Behandlung und medikamentöse Therapie anbelangt. Soweit in
diesem Werk eine Dosierung oder eine Applikation erwähnt wird, darf der
Leser zwar darauf vertrauen, daß Autoren, Herausgeber und Verlag große
Sorgfalt darauf verwandt haben, daß diese Angabe dem Wissensstand bei
Fertigstellung des Werkes entspricht.
Für Angaben über Dosierungsanweisungen und Applikationsformen kann
vom Verlag jedoch keine Gewähr übernommen werden. Jeder Benutzer ist
angehalten, durch sorgfältige Prüfung der Beipackzettel der verwendeten
Präparate und gegebenenfalls nach Konsultation eines Spezialisten festzu-
stellen, ob die dort gegebene Empfehlung für Dosierungen oder die Beachtung von Kontraindikationen gegenüber der Angabe in diesem Buch abweicht.
Eine solche Prüfung ist besonders wichtig bei selten verwendeten Präparaten
oder solchen, die neu auf den Markt gebracht worden sind. Jede Dosierung
oder Applikation erfolgt auf eigene Gefahr des Benutzers. Autoren und Verlag
appellieren an jeden Benutzer, ihm etwa auffallende Ungenauigkeiten dem
Verlag mitzuteilen.

© 1999 Georg Thieme Verlag, Rüdigerstraße 14, D-70469 Stuttgart
Herausgeber: Redaktion Via medici, Dr. S. Conrads und A. Steigert
Unsere Homepage: http://www.thieme.de
Satz: Hagedorn Kommunikation
Druck: Druckhaus Götz, Ludwigsburg
Printed in Germany
ISBN 3-13-116104-3

Vorwort zur 4. Auflage

Seit der Einführung des Gesundheitsstrukturgesetzes sehen sich Mediziner einem veränderten Arbeitsmarkt gegenüber. Niederlassungsbeschränkungen, Kürzungen in den Budgets der öffentlichen Haushalte und die immer noch hohe Zahl der jährlich auf den Markt drängenden Jungärzte erschweren die Suche nach einem geeigneten Arbeitsplatz. Daß die Situation zunehmend kritisch wird, belegt auch die aktuelle Diskussion um die Einführung eines Globalbudgets im Gesundheitswesen. Um so wichtiger wird es, die eigene Laufbahn sorgfältig zu planen, da das Wunschziel vielleicht in kaum erreichbare Ferne gerückt ist. Außerdem muß ein Mediziner heute die Augen nach alternativen Tätigkeiten offenhalten, um sein Geld als Arzt zu verdienen.

Dieses Buch bietet einen Überblick über die Berufe, die für einen Mediziner nach dem Abschluß des Studiums in Frage kommen und ermöglicht eine individuelle Standortbestimmung zu jedem Zeitpunkt der ärztlichen Laufbahn. Neben einer Beschreibung des jeweiligen Berufsfeldes und seiner Arbeitsbedingungen werden Voraussetzungen, Aus- und Weiterbildungsmöglichkeiten, Verdienstmöglichkeiten und Aussichten aufgeführt. Dieses durch das ganze Buch führende Konzept wird durch einen umfangreichen nationalen und internationalen Adressenteil, der auch Internet- und E-Mail-Adressen beinhaltet, abgerundet.

Die Fakten dieses Buches wurden so aktuell wie möglich recherchiert. Dennoch können gerade auf gesetzgebendem oder tariflichem Gebiet Änderungen relativ kurzfristig auftreten. Auch diesem Umstand habe ich durch Hinweise an entsprechender Stelle Rechnung getragen.

Im Interesse einer besseren Lesbarkeit habe ich mich dafür entschieden, auf die konsequente Nennung der weiblichen Formen der Berufsbezeichnungen zu verzichten.

Zum Schluß möchte ich nicht versäumen, alle Leser zu Kommentaren, Ergänzungswünschen aufzurufen und sich damit an den Verlag oder direkt an den Autor zu wenden, denn ein solches Buch muß regelmäßig den ständigen Änderungen angepaßt werden.

Ich hoffe, daß Ihnen dieses Buch den sicheren Weg durch den Irrgarten des Arztberufes weist und wünschen Ihnen bei Ihrer persönlichen Berufsplanung viel Erfolg.

Aachen, September '99   *Markus Vieten*

Unser besonderer Dank geht an

Dr. Iris Friesecke, WHO-Kollaborationszentrum für Strahlenunfallmanagement an der Universität Ulm

Dr. Guhlmann, Facharzt für Nuklearmedizin, Universität Ulm

Dr. Claudia Heckrath, Fachärztin für Psychotherapeutische Medizin, Aachen

Prof. Dr. med. Dr. rer. nat. Andreas Podbielski, Mikrobiologisches Institut der Universität Ulm

Inhalt

0 Bewerbung und Vorstellungsgespräch 1

A AiP — Arzt im Praktikum 11

B Karrieren in der Medizin 21
  B1 Niederlassung 23
  B2 Krankenhaus 25
  B3 Universitätslaufbahn und Professur 26
  B4 Forschung 28
  B5 Verdienst 30
  B6 Alternative Berufsfelder 31

C Assistenzzeit und Facharztweiterbildung 33
  Allgemeines und Arbeitsmarkt 35
  C 1 Allgemeinmedizin 37
  C 2 Anästhesiologie 40
  C 3 Anatomie 42
  C 4 Arbeitsmedizin 44
  C 5 Augenheilkunde 47
  C 6 Biochemie 49
  C 7 Chirurgie 50
  C 8 Diagnostische Radiologie 53
  C 9 Frauenheilkunde und Geburtshilfe 55
  C10 Hals-Nasen-Ohrenheilkunde 57
  C11 Haut- und Geschlechtskrankheiten 59
  C12 Herzchirurgie 61
  C13 Humangenetik 62
  C14 Hygiene und Umweltmedizin 63
  C15 Innere Medizin 65
  C16 Kinderchirurgie 69
  C17 Kinderheilkunde 70
  C18 Kinder- und Jugendpsychiatrie und -psychotherapie 73
  C19 Klinische Pharmakologie 74
  C20 Laboratoriumsmedizin 76
  C21 Mikrobiologie und Infektionsepidemiologie 77
  C22 Mund-Kiefer-Gesichtschirurgie (MKG) 79
  C23 Nervenheilkunde 80
  C24 Neurochirurgie 82
  C25 Neurologie 84
  C26 Neuropathologie 86
  C27 Nuklearmedizin 87
  C28 Öffentliches Gesundheitswesen 89

C29 Orthopädie 92
C30 Pathologie 94
C31 Pharmakologie und Toxikologie 96
C32 Phoniatrie und Pädaudiologie 97
C33 Physikalische und Rehabilitative Medizin 98
C34 Physiologie 99
C35 Plastische Chirurgie 100
C36 Psychiatrie und Psychotherapie 101
C37 Psychotherapeutische Medizin 103
C38 Rechtsmedizin 105
C39 Strahlentherapie 106
C40 Transfusionsmedizin 108
C41 Urologie 110
C42 Zusatzbezeichnungen 111
C42 Allergologie 111
C42 Balneologie und medizinische Klimatologie 111
C42 Betriebsmedizin 111
C42 Bluttransfusionswesen 112
C42 Chirotherapie 112
C42 Flugmedizin 113
C42 Handchirurgie 113
C42 Homöopathie 113
C42 Medizinische Genetik 113
C42 Medizinische Informatik 114
C42 Naturheilverfahren 114, 115
C42 Phlebologie 115
C42 Physikalische Therapie 115, 116
C42 Plastische Operationen 116
C42 Psychoanalyse 116, 117
C42 Psychotherapie 117
C42 Rehabilitationswesen 117, 118
C42 Sozialmedizin 118
C42 Sportmedizin 118, 119
C42 Stimm- und Sprachstörungen 119
C42 Tropenmedizin 119
C42 Umweltmedizin 119
C42 Fachkunde Rettungsdienst 120

D Arzt im Ausland 123
  Einleitung 125
  D1 Länderinformationen 127
  D2 Arzt in Großbritannien 131
  D3 Arzt in Norwegen 133
  D4 Arzt in der Schweiz 134
  D5 Arzt in Südafrika 136
  D6 Arzt in den USA 138
  D7 Arzt im Entwicklungsdienst 140

E Alternative ärztliche Berufe 145
  E 1 Arzt als Gastarzt 147
  E 2 Arzt bei der Bundespost 148
  E 3 Arzt bei der Bundeswehr 149
  E 4 Arzt und Zivildienst (ZVD) 151
  E 5 Arzt bei der Polizei 153
  E 6 Arzt beim Bundesgrenzschutz (BGS) 154
  E 7 Arzt in Justizvollzugsanstalten (JVA) 155
  E 8 Schiffsarzt 156
  E 9 Arzt im Tourismus 158
  E10 Vertretungsarzt 160

F Nichtkurative ärztliche Berufe 163
  F1 Arzt als Lehrer 165
  F2 Arzt als medizinischer Fachjournalist und Fachredakteur 166
  F3 Arzt als Übersetzer 170
  F4 Arzt im Bibliothekswesen 171
  F5 Arzt im Verkauf 172
  F6 Arzt in pharmazeutischen Betrieben 173
  F7 Arzt als Manager 176
  F8 Arzt als Unternehmensberater (Consultant) 178

G Zusatzausbildungen 179
  G1 Betriebswirtschaftliches Zusatzstudium 181
  G2 European Master in Clinical Research (EMCR) 182
  G3 Gesundheitsmanagement 183
  G4 Kunst- und Musiktherapie 184
  G5 Management-Fortbildungsseminar „Bereichsassistent Marketing" 185
  G6 Studiengang Humanitäre Hilfe 186
  G7 Zusatzstudiengang Gesundheitswissenschaften (Public Health) 187

X

H Adressen 189
  H1 Nationale Adressen 191
    Allgemein 191
    Landesbehörden für AiP-Berufserlaubnis und Approbation 211
    Landesärztekammern und ärztliche Versorgungswerke 212
    Ärzteverbände 215
    Zentrale Universitätskliniken und Fakultätsanschriften 215
  H2 Internationale Adressen 219

Bildnachweis 226

Sachverzeichnis 227

Bewerbung und Vorstellungsgespräch

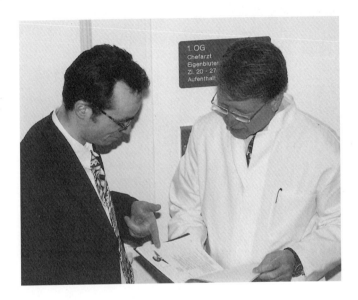

■ Vorbemerkungen

In jedem Jahr versuchen 10 000 Studienabgänger ihren Platz im zunehmend enger werdenden Medizinermarkt zu finden. Eine realistische Einschätzung Ihrer Chancen ist deshalb sehr wichtig. Berücksichtigen Sie bei der Wahl Ihrer Fachrichtung oder des alternativen Berufszweiges die wirtschaftliche Lage im allgemeinen und die der Krankenhäuser, -kassen und des gesamten Gesundheitssystems sowie Ihre persönliche wirtschaftliche Lage im speziellen. Wenn sie alleine eine Familie ernähren müssen, werden Sie deutlich andere Anforderungen an eine Anstellung haben als wenn Sie privat oder gar finanziell ungebunden sind und es sich leisten können, eine als unsicher eingestufte Karriere einzuschlagen.

Hilfreich für eine **Bewerbung im Krankenhaus** sind natürlich frühere im gleichen Fach absolvierte Famulaturen oder sogar ein Tertial im entsprechenden Gebiet. Auch eine Doktorarbeit in der angestrebten Fachrichtung macht sich sehr gut. Manchen Studenten gelingt es bereits während des PJ, eine Stelle in einer Abteilung zu bekommen, in der gerade ein Tertial abgeleistet wurde, doch die Regel ist das nicht. Noch seltener geschieht es, daß einem Studenten eine Stelle angeboten wird. Die meisten Mediziner werden sich gegen Ende des PJ oder danach neu bewerben — entweder in einer bereits bekannten Abteilung oder in einem fremden Fach und in einer fremden Stadt. Für viele beginnt damit ein neuer Lebensabschnitt. Um so wichtiger ist es, der „Traumstelle" so nah wie möglich zu kommen. Bereits während der letzten Semester sollten Sie Ihre Bewerbungsunterlagen so weit wie möglich zusammengestellt haben. Beantragen Sie rechtzeitig die **vorläufige Berufserlaubnis**, denn der Verwaltungsvorgang beansprucht mehrere Wochen, und eine Beschäftigung vor Erhalt der Urkunde ist illegal. Bei den jeweiligen Landesärztekammern [Adr.] erhalten Sie Listen mit den zur Weiterbildung berechtigten Krankenhäusern und Arztpraxen. Auch Detailinformationen zu einzelnen Krankenhäusern (Bettenzahl, Abteilungen, Weiterbildungsjahre usw.) sind dort abrufbar.

Sehen Sie sich auch die **Stellenanzeigen** in den Ärzteblättern und -zeitungen an. Werden Leute wie Sie überhaupt gesucht? Haben Sie mit Leuten gesprochen, die eine ähnliche Karriere eingeschlagen haben?

Beziehungen spielen immer noch eine sehr große Rolle bei der Vergabe von Arbeitsplätzen in der Medizin. Die wichtigste Voraussetzung für den Erfolg einer Bewerbung ist jedoch das Glück, zur richtigen Zeit mit der richtigen Mappe am richtigen Ort zu sein. Selbst wenn man sich mit dem Chef auf Anhieb blendend versteht, sämtliche Bedingungen erfüllt und hoch motiviert ist, bleibt einem der Erfolg versagt, wenn gerade keine Stelle frei ist. Die Erfahrung hat gezeigt, daß gerade in der Medizin die „niederen" Assistentenjobs

0

und AiP-Stellen sehr kurzfristig vergeben werden. Das bedeutet, daß oft eine gehörige Portion Glück nötig ist, um eine brauchbare Stelle zu finden, aber Sie können auch etwas nachhelfen.

Für alle Bewerbungen, also auch im nicht-medizinischen Bereich, ist es günstig, zunächst einen **persönlichen Kontakt** zu der für die Einstellung verantwortlichen Person herzustellen. Man kann z.B. versuchen, einen kurzen Gesprächstermin zu bekommen, um seine Bewerbungsmappe persönlich zu übergeben. Hierzu sollte man besser die Sekretärin anrufen als direkt vorbeizugehen. Studenten werden leicht erkannt und oft rasch abgeschüttelt. Will man sich in einer Praxis bewerben, kann man viel Geld und Mühe sparen, wenn man vor der Bewerbung kurz anruft, ob überhaupt AiPler oder Praxisassistenten eingestellt werden.

Grundsätzlich ist es gut, den **Namen des Ansprechpartners** in Erfahrung zu bringen. Ein kurzes Telephonat mit der Personalabteilung oder dem Sekretariat verhindert, daß man den zukünftigen Chef womöglich mit dem Namen seines ungeliebten oder gar verstorbenen Vorgängers anschreibt. Auch die von der Ärztekammer verschickten Listen sind nicht immer „up to date".

Wichtige Bestandteile der Anforderungen an Sie, ganz gleich für welchen Bereich Sie sich nun bewerben, ist die persönliche Ausstrahlung und Kommunikationsfähigkeit. Nach einer Umfrage unter Personalchefs erwies sich die Kompetenz bei über 80% der Befragten als wichtigstes Auswahlkriterium. Informationen fließen immer mehr in alle Richtungen und nicht mehr nur von oben nach unten. Ebenso werden die Hierarchien immer flacher.

Neben der sozialen Kompetenz sind **Weiterbildungen** sowohl für Bewerbungen auf „klassische" Medizinerstellen als auch für alternative Berufsfelder wichtig. Lesen Sie die Stellenanzeigen genau oder erkundigen Sie sich bei Freunden und Bekannten, die im angestrebten Bereich arbeiten, nach den Anforderungen. In der Bewerbung und im Vorstellungsgespräch können Sie dann z.B. den EDV-Kurs, Kenntnisse in Laborverfahren oder betriebswirtschaftliche Kenntnisse „ins rechte Licht rücken". Motivation und Engagement sind weitere Einstellungskriterien. Schließlich spielt auch die Kompetenz eine Rolle, aber eher weniger als gemeinhin angenommen wird. Eine gute Examensnote und ein Summa cum laude bei der Doktorarbeit ist bei weitem keine Stellengarantie.

Kein halbwegs vernünftiger Chef sucht sich seine Mitarbeiter auf Grund der Zeugnisse aus. Einen spontan unsympathischen Eindruck räumt man auch mit den besten Noten nicht aus der Welt.

Kompetenz wird, besonders bei vorhandener Berufserfahrung, von den einstellenden Personen vielfach vorausgesetzt. Gute Examensnoten, Auslandsaufenthalte oder Hobbys, die man vielleicht mit dem zukünftigen Chef teilt, können ein Wettbewerbsvorteil sein, man sollte sich darauf jedoch nicht verlassen.

Übrigens: Bewerbungskosten können beim Arbeitsamt geltend gemacht werden, wenn die Ablehnungsschreiben beiliegen.

■ Die schriftliche Bewerbung

Wenn Sie nicht schon persönliche Beziehungen haben, ist Ihr Bewerbungsschreiben Ihre erste und beste Chance, Eindruck zu machen. Stellen Sie Ihre Mappe also mit großer Sorgfalt zusammen. Wird eine „Kurzbewerbung" gefordert, so genügt in der Regel ein Anschreiben und ein Lebenslauf mit Photo.

Das klassische Bewerbungsschreiben besteht aus mehreren Teilen:
- Anschreiben (nicht einheften)
- persönliche Daten und Lebenslauf, Foto
- Abitur- und Examenszeugnisse in Kopie (in chronologischer Reihenfolge)
- Famulaturbescheinigungen
- Arbeitsproben und andere Bescheinigungen, die man für vorteilhaft hält.

■ Äußere Form

Die äußere Form einer Bewerbung ist wichtig. Ob Sie die aufwendige Bewerbungsmappe wählen oder einen simplen Klarsichtordner, ist Geschmackssache. Wesentlich ist es, daß die Mappe zu Ihnen paßt und korrekt aussieht. Auch wenn es bei der 50. Bewerbung schwer fällt: Benutzen Sie nur einwandfreie Mappen, saubere und neue Kopien sowie gutes und weißes Papier für Anschreiben und Lebenslauf. Wenn Sie die Seiten in Klarsichthüllen stecken möchten, so treffen Sie möglicherweise den Geschmack Ihres zukünftigen Chefs, vielleicht ist er jedoch auch brüskiert, daß er die Seiten augenscheinlich nicht mit den Fingern berühren darf. Die Entscheidung müssen Sie treffen. Ein schwerer Fehler wäre es, mehrere Seiten in eine Folie zu stecken, so daß die Seiten erst herausgezogen werden müssen. Achten Sie unbedingt darauf, daß sich in Ihr Anschreiben und Ihren Lebenslauf keine Fehler eingeschlichen haben, bitten Sie ruhig einen Freund oder Bekannten, noch einmal Korrektur zu lesen. Grundsätzlich sollte man die Bewerbung so gestalten, daß sie der eigenen Persönlichkeit am nächsten kommt. Die wichtigsten Punkte Ihrer Bewerbung sollten im Lebenslauf leicht zu erkennen sein. Wählen Sie eine übersichtliche Schrift und Gliederung, die den Leser auch beim Überfliegen auf diese Punkte lenkt. Bleiben Sie bei der Wahl der Schriften konservativ. Geeignet sind z.B. Schriften wie Roman oder Frutiger bei einer Buchstabengröße von 12 p.

■ Anschreiben

Mit dem Anschreiben versuchen Sie, Interesse zu wecken und andere auf sich neugierig zu machen. In der Schule war es nicht gerne gese-

0

hen, zwei Sätze in Folge mit „Ich" zu beginnen. In einem Bewerbungsschreiben sollte man damit jedoch nicht zu sparsam sein. Da man sich selbst anpreist, ist es nun einmal erforderlich, bezogen auf die eigene Person persönlich zu werden. Ihr **Ziel** ist es nicht, auf Grund der Bewerbungsmappe die gewünschte Stelle, sondern einen Termin für ein Vorstellungsgespräch zu bekommen. Bringen Sie dies auch in den Schlußsatz mit ein.

Sie sollten spätestens nach einem Telefonat in der Lage sein, das Schreiben mit der persönlichen Ansprache der einstellenden Person zu beginnen. Am besten ist es, wenn Sie sich z.B. auf ein kurzes Gespräch beziehen können. Halten Sie das Anschreiben in der Folge möglichst knapp und informativ. Versuchen Sie mit 5 - 6 Sätzen auszukommen, und verschenken Sie kein Wort. Vermitteln Sie kurz, warum Sie diese Stelle wünschen, was Ihr Ausbildungsstand und was Ihr Ziel ist, und warum man gerade Sie einstellen sollte. Wichtige Fragen, die der Leser Ihrer Bewerbung hat, sind z.B.:

- Warum bewirbt sich der Bewerber auf unsere Stelle?
- Paßt diese Person zu unseren Anforderungen?
- Gibt es Qualifikationen, die über die Anforderungen hinausgehen?

Übernehmen Sie nie Passagen oder Formulierungen aus anderen Bewerbungen. Eine Bewerbung ist eine sehr persönliche und individuelle Angelegenheit. Ein abgeschriebener Satz wird meistens von einer im Umgang mit Bewerbungen erfahrenen Person als solcher erkannt und wirft dann ein schlechtes Licht auf Sie. Denken Sie immer an Ihren **Ansprechpartner**, der, vielleicht müde und gereizt, dem Schreiben entnehmen soll, daß Sie der beste Bewerber sind. Versetzen Sie sich in seine Lage - Ihr Anschreiben könnte das 78. von 114 sein. Lassen Sie sich also etwas einfallen, ohne dabei die Form zu verletzen. Manche Quellen empfehlen eine zusätzliche Seite z.B. nach den persönlichen Daten. Hier könnten Sie dann etwas spielerisch für sich werben und die Neugier des (Personal)-Chefs wecken. Sie müssen ihn daran hindern, die Mappe mit einem Schulterzucken wegzulegen, ohne dabei unseriös oder aufschneiderisch zu wirken. Vielleicht schreiben Sie unter einer relativ großen Überschrift „Was Sie außerdem über mich wissen sollten..." einige Sätze, die z.B. etwas über Ihre Motivation und Arbeitsmoral aussagen. Aber: Dieses kreative Element Ihrer Bewerbung muß in der Form stimmen und von Ihnen selbst kommen.

Bewerben Sie sich, ohne daß eine ausgeschriebene Stelle existiert, sollten Sie einen triftigen Grund nennen können, weshalb Sie dieses Haus gewählt haben. Vielleicht paßt die Spezialisierung einer bestimmten Abteilung zu Ihrem Ausbildungsziel. Übertreiben Sie es aber dabei nicht. Anbiederungen werden in der Regel genauso wenig geschätzt wie unangebrachte Arroganz.

■ Persönliche Daten, Photo und Lebenslauf

Zu den persönlichen Daten gehören Name, komplette Anschrift, Alter, Geburtsort, Familienstand und Beruf, wenn Sie möchten auch Name und Beruf Ihrer Eltern sowie ggf. der Geschwister. Auf dieser Seite kann auch das Photo günstig plaziert werden. Wählen Sie dazu kein Automatenbild, sondern verabreden Sie einen Termin bei einem Photographen. Zeigen Sie Ihre Schokoladenseite und schauen Sie freundlich und selbstbewußt in die Kamera. Der Photograph wird Ihnen dabei helfen. Wählen Sie die Kleidung nicht zu konservativ, aber auch nicht zu salopp. Das Bild wird eingeklebt und vorher rückwärtig beschriftet, damit es Ihnen zugeordnet werden kann, falls es sich löst.

Es ist durchaus zulässig, bestimmte Dinge aus dem Lebenslauf herauszufiltern, die nicht zu der gewünschten Stelle passen, wie z.B. Studienpausen, Fachrichtungswechsel oder schlechte Noten. Allerdings sollten Sie jedes „Loch" im Lebenslauf erklären. Besonders gute Argumente sind familiäre Verpflichtungen oder finanzielle Engpässe. Ihre außerberuflichen Aktivitäten und Hobbys sollten Sie ebenfalls nennen. Unterlassen Sie dabei auch hier jede Form der Anbiederung an die vermeintlichen Interessen des Chefarztes, die sich vielleicht bis zu Ihnen herumgesprochen haben. In einem persönlichen Gespräch würden Sie wahrscheinlich darauf angesprochen, und dann sollten Ihre Schilderungen authentisch und glaubhaft sein.

■ Vorstellungsgespräch

Wenn Sie zu einem Vorstellungsgespräch eingeladen werden, haben Sie die erste Hürde bereits genommen. Aus oft bis zu 100 und mehr Bewerbungen sind Sie mit einigen wenigen anderen ausgesucht worden.

Machen Sie sich vor dem Vorstellungsgespräch folgendes klar: Sie suchen einen interessanten Arbeitsplatz, der Ihren Interessen und Fähigkeiten entgegenkommt, Entwicklungsmöglichkeiten bietet und angemessen bezahlt wird. Ihr Gegenüber sucht einen Mitarbeiter, der über bestimmte Fähigkeiten und Eigenschaften verfügt. Es ist also für beide Seiten wichtig, sich kennenzulernen und zu erkunden, was man vom jeweils anderen erwarten kann. Um es beiden Seiten möglichst einfach zu machen, sollte man bei der Wahrheit bleiben und als Bewerber eine realitätsnahe Selbstbeschreibung wählen. Möglich, daß man mit „Aufschneiderei" Eindruck schindet und sogar eine Stelle bekommt. Doch wird sich dann schon nach kurzer Zeit erweisen, daß damit keinem gedient ist. Es entstehen Frustrationen und Enttäuschungen auf beiden Seiten, und am Ende steht die erneute Stellensuche.

Vor dem Gespräch sollten Sie möglichst viel über das Haus oder das Unternehmen in Erfahrung bringen. Sprechen Sie im Vorfeld diskret

0

mit Assistenzärzten, oder besorgen Sie sich bei einem größeren Unternehmen die hausinterne Zeitung.

Recherchen im Internet bieten sich ebenfalls an, denn viele Unternehmen und Krankenhäuser haben inzwischen eine eigene Homepage. Geben Sie einfach den Namen des Unternehmens oder der Klinik in eine Suchmaschine ein (z.B. http.www.yahoo.de). Falls Sie nicht fündig werden, rufen Sie an und fragen nach der Internetadresse.

Sie selbst können das Vorstellungsgespräch nutzen, um einen Eindruck vom Arbeits- und Führungsstil der Praxis, der Klinik oder des Unternehmens zu erhalten und auch um wichtige Erfahrungen für das nächste Gespräch zu sammeln, falls es diesmal nicht klappt. In dem Vorstellungsgespräch wird in erster Linie **Ihre Persönlichkeit** „geprüft". Entscheidend ist dabei, ob Sie der einstellenden Person sympathisch sind und zum Team oder zum Unternehmen passen. Weiterhin werden Sie danach meist im Hinblick auf Ihre Motivation und Arbeitseinstellung geprüft. Erst an dritter Stelle geht es in der Regel um die fachliche Kompetenz, denn die haben Sie bereits in Ihrer Bewerbungsmappe durch die vorgelegten Zeugnisse und Noten belegt. Aber auch mit weniger guten Noten wird für die meisten Chefs der persönliche Eindruck wesentlich wichtiger sein, schließlich sind Sie ja immerhin schon zu einem Gespräch eingeladen worden. Eine umfassende Prüfung Ihres Wissens ist ohnehin nicht möglich, und außerdem weiß ein Chef, daß der Arbeitsalltag etwas anderes erfordert als detailliertes theoretisches Wissen. In den Kliniken können nach einer Umfrage jedoch $3/4$ der Chefärzte wohl nicht anders, als fachliche Fragen aus ihrem Spezialgebiet zu stellen. Also dürfte es nicht schaden, wenn Sie sich vorher noch einmal mit dieser Materie befassen.

Ärzte haben im Gegensatz zu Personalmanagern in der Wirtschaft nur wenig Ahnung von Bewerbung und Gesprächsführung. So können die Vorstellungsgespräche hier weniger professionell und auch chaotisch ablaufen, was Ihnen aber nicht unbedingt zum Nachteil gereichen muß. Wenn ein Chefarzt gerne über seine heldenhaften Taten im OP berichtet, reicht es vielleicht schon, ein aufmerksamer Zuhörer zu sein, um hinreichend sympathisch zu wirken.

Mit folgenden Themen sollten Sie bei einem Vorstellungsgespräch rechnen:

- beruflicher Werdegang
- Studienmotivation
- Warum diese Stelle?
- Aktivitäten außerhalb des Berufsfeldes (Hobbys, gesellschaftliches Engagement, Zusatzausbildungen)
- Einstellung zu Arbeit, Leistung und Erfolg
- Mobilität und Flexibilität, private Bindungen
- soziales Umfeld (Familie, Partnerschaft)

- Selbsteinschätzung, persönliche Stärken und Schwächen
- fachliche Kompetenz
- berufliche und private Zukunftspläne
  Natürlich ist ein Vorstellungsgespräch nicht der Ort, um mit sich selbst hart ins Gericht zu gehen, sondern eher der Ort, um für sich von allen Seiten zu werben. Dazu kann es auch gehören, ein punktuell kritisches Bild von sich selbst zu zeichnen. Zeigen Sie im Gespräch auch einmal, daß es Punkte an Ihnen gibt, mit denen Sie nicht zufrieden sind — die gibt es sicherlich. Behalten Sie auch hier Ihre Glaubwürdigkeit, und machen Sie klar, daß Sie kein Problem darin sehen, weiter an dieser „Schwäche" zu arbeiten.

Gerne gestellte Fragen sind z.B.:

- Warum bewerben Sie sich bei uns? Was reizt Sie an dieser Stelle? Hierauf sollten Sie flüssig einen Vortrag über mehrere Minuten halten können. Beten Sie jedoch keinen auswendig gelernten Text herunter. Wenn Sie sich selbst wirklich klar gemacht haben, was Sie dort suchen, werden Sie es auch vermitteln können.

- Wo haben Sie sich noch beworben?
  Hier sollten Sie nicht lügen, denn alles auf eine Bewerbung zu setzen, ist ohnehin nicht realistisch, aber auch das Schrotschußprinzip verletzt die Eitelkeit des Gegenübers. Ziehen Sie sich vielleicht mit einem „Es gibt nur einzelne, vage Kontakte" aus der Affäre.

- Warum haben Sie eigentlich Medizin studiert?
  Dies ist für viele tatsächlich eine schwierige Frage. War es das sehr gute Abitur? Hatten Vater oder Mutter eine Praxis, woraus das Interesse an der Medizin entstanden ist? Oder war es der Wunsch, Menschen helfen zu wollen? Alle Antworten sind möglich. Entscheidend ist alleine die Authentizität der Antwort. Es muß Ihre Antwort sein, denn alles andere bringt Sie nicht weiter. Vielleicht antworten Sie mit „dem Wunsch, zu helfen", aber Ihr potentieller Chef denkt: „Träumer habe ich genug. Ich brauche jemanden mit einer raschen Auffassungsgabe, und ich glaube, die hat am ehesten ein guter und engagierter Schüler". Wenn Sie stolz berichten, daß Ihre Mutter eine gut gehende Praxis hatte, in der Sie schon früh vieles gelernt haben, denkt Ihr Gegenüber vielleicht „Schon wieder so ein alles besser wissender Schnösel. Ich brauche jemanden, der annimmt, was ich ihm sage". Das alles kann passieren. Letztlich hilft es Ihnen also nur, das zu vermitteln, was Ihrem wirklichen Denken entspricht. Wenn es dann klappt, können Sie auch erwarten, wegen dieser Dinge eingestellt worden zu sein. Denn sonst laufen Sie Gefahr, daß Sie die mit Ihrer Antwort verbundenen Erwartungen Ihres Gesprächspartners erfüllen müssen.
  Zur Vorbereitung gehört es auch, sich gute **eigene Fragen** zu überlegen, damit man ein Gespräch mitführen kann, und nicht auf Verlegenheitsfragen wie „Wieviele Ärzte arbeiten in der Klinik?"

0

ausweichen muß. Statt dessen eignen sich bei **Bewerbung in einem Unternehmen** Fragen wie:
- Warum ist die Stelle überhaupt frei?
- Was macht der Vorgänger jetzt?
- Gibt es eine detaillierte Stellenbeschreibung?
- Mit welchen Personen oder Abteilungen werde ich zusammenarbeiten?

Bei **Bewerbung in einer Klinik** z.B.:
- Gibt es Möglichkeiten, an diagnostischen Funktionen teilzunehmen?
- Ist eine Rotation zwischen den Abteilungen vorgesehen?
- Besteht die Aussicht auf eine Übernahme nach AiP/Weiterbildungszeit?
- Welche Forschungsprojekte verfolgt das Haus?
- Wie ist der Stationsschlüssel?

Im Idealfall haben Sie sich gründlich vorbereitet und auch schon mit einem „Insider" gesprochen, so daß Sie die Antworten auf diese Fragen längst kennen. Dennoch sollten Sie einige Fragen parat haben, damit Sie bei der Aufforderung nach eigenen Fragen nicht stumm wie ein Fisch dasitzen.

Sie können bei einer Bewerbung vieles richtig und falsch machen und haben dennoch keine Garantie, daß die Beseitigung aller Fehler zum Erfolg führt. Sicher werden Ihre Chancen durch Fehler, aus denen Sie gelernt haben, erhöht. Sollten Sie eine Absage erhalten, obwohl Sie gedacht haben, daß das Vorstellungsgespräch hervorragend verlaufen ist, so zögern Sie nicht, noch einmal beim Gesprächspartner anzurufen und nach den Gründen für die Ablehnung zu fragen. Bestenfalls bekommen Sie gute Tips für die nächste Runde, schlimmstenfalls sind Sie danach nicht schlauer als vorher.

Bewerbung ist eine Prüfungssituation, aber im Unterschied zu den meisten anderen Prüfungen können Sie diese unzählige Male wiederholen. Von Mal zu Mal werden Sie mehr über sich selbst erfahren und immer besser wissen, was Sie wollen. Dadurch wird es Ihnen mehr und mehr gelingen, genau diese Vorstellungen zu vermitteln und letztlich eine Stelle zu bekommen, die Ihren persönlichen Vorstellungen möglichst nahe kommt.

AiP - Arzt im Praktikum

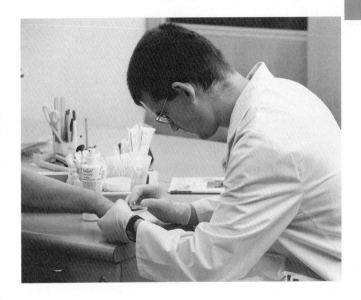

■ Voraussetzungen

Nach bestandenem 3. Staatsexamen erhält man die vorübergehende Erlaubnis zur Ausübung des ärztlichen Berufes (Teilapprobation). Dabei ist es wichtig, die Teilapprobation rechtzeitig zu beantragen - ohne sie ist eine Beschäftigung als AiP illegal und nicht versichert. Der Antrag wird bei der Landesbehörde bzw. dem Regierungspräsidium eingereicht, in dessen Bezirk die ärztliche Prüfung bestanden wurde. Ein möglicher Text wäre:

„Unter Bezugnahme auf § 10, Abs. 4 der Bundesärzteverordnung beantrage ich die Erlaubnis zur vorübergehenden Ausübung des ärztlichen Berufes als Arzt im Praktikum. Ich habe die ärztliche Prüfung an der Universität ... am ... bestanden."

A

Legen Sie eine
- amtlich beglaubigte Kopie der bestandenen ärztlichen Prüfung,
- ein polizeiliches Führungszeugnis und
- ein ärztliches Attest bei.

Vor Stellenantritt muß die **Weiterbildungsberechtigung des Arbeitgebers** in der angestrebten Fachrichtung sorgfältig geprüft werden. So bedeutet z.B. eine Weiterbildungsberechtigung von 3 Jahren, daß darüber hinaus keine Zeit mehr auf die Facharztausbildung anrechenbar ist. Es ist ebenfalls nicht möglich, die Zeiten von z.B. 2 Krankenhäusern mit jeweils 3 Jahren Weiterbildungsberechtigung auf 6 Jahre zu addieren, d.h. die fehlende Zeit für z.B. 6 Jahre muß dann in einem Krankenhaus mit 6 Jahren Weiterbildungsberechtigung abgeleistet werden. In Einzelfällen muß auch bei voller Weiterbildungsberechtigung laut Weiterbildungsordnung die Weiterbildungsstätte einmal gewechselt werden (z.B. Innere Medizin [siehe Kapitel C15]). Besonders bei Tätigkeit in einer Praxis besteht Klärungsbedarf über die Weiterbildungsberechtigung des Praxisinhabers. Die Anstellung eines AiP durch den Facharzt muß überdies von der Kassenärztlichen Vereinigung (KV) genehmigt werden.

Bei **Teilzeitarbeit** hängt die Anerkennung auf die Weiterbildung vom Zeugnis des weiterbildenden Arztes ab. Es muß bescheinigt sein, daß es sich um eine ganztägige hauptberufliche ärztliche Tätigkeit, einschließlich Bereitschaftsdienste, handelt. Ausnahmen gegenüber der Ganztägigkeit werden z.B. bei unzumutbarer Vollzeitbeschäftigung aus persönlichen Gründen und bei Genehmigung der Tätigkeit durch die Ärztekammer gemacht. Allerdings sind Teilzeitstellen für Mediziner immer noch sehr selten. Eine Erhebung in München zeigte, daß an lediglich 3 von 59 Krankenhäusern eine echte Teilzeitstelle vorhanden ist, wobei keine dieser Stellen mit einem normalen Stationsdienst verbunden war. Im Widerspruch hierzu zeigen die vielen Überstunden, die Ärzte sowohl in den Kliniken als auch in der Praxis ableisten müssen, daß die Arbeit schlecht verteilt ist. Laut Umfragen interessiert sich jede zweite Frau und jeder fünfte Mann für eine Teil-

A

zeitstelle. Die **ärztliche Arbeitslosigkeit** war in der Vergangenheit lediglich auf den Übergang vom AiP zur Weiterbildung und von der abgeschlossenen Weiterbildung zur Facharztstelle beschränkt. Inzwischen sind die Zeiten etwas schwieriger geworden, auch wenn am 1.1.99 „nur" 18 785 AiPler registriert waren, was einem Rückgang von 5,6% entspricht. Zwar sind die Aussichten auf eine AiP-Stelle besonders in der Praxis immer noch gut, und die durchschnittliche Wartezeit auf eine solche Stelle beträgt 2,5 Monate. Doch allein von September 1996 bis September 1997 ist die ärztliche Arbeitslosigkeit um 18% gestiegen. Dabei darf jedoch nicht übersehen werden, daß 1997 9 400 Ärzte arbeitslos gemeldet waren. Bei einer Gesamtzahl von 282 000 Ärztinnen und Ärzten (exclusive 68 000 Ärzten ohne ärztliche Tätigkeit) kommt man auf eine Arbeitslosenquote von etwa 3,5% im Bundesdurchschnitt. Diese Zahlen liegen nicht nur deutlich unterhalb der allgemeinen Arbeitslosigkeit, sondern auch unterhalb der Zahlen mancher anderer Akademikergruppen. Außerdem sind lediglich 1/3 der Betroffenen länger als 6 Monate arbeitslos. Man kann sich angesichts dieser Zahlen fragen, ob die Aufregung der Ärzteschaft zum Thema Arbeitslosigkeit angemessen ist, doch werden Zahlenspiele dem von Arbeitslosigkeit Betroffenen nur ein geringer Trost sein.

▪ Bewerbungen

Ausführliche Informationen finden Sie im ersten Kapitel. Die Bewerbung um eine Stelle als AiP wird für die meisten Studenten bereits im Laufe des PJ zu einem wichtigen Thema. Manchen gelingt es schon in dieser Zeit, eine Stelle in einer Abteilung zu bekommen, in der gerade ein Tertial abgeleistet wurde, doch die Regel ist das nicht. Noch seltener geschieht es, daß einem Studenten eine Stelle angeboten wird. Die meisten werden sich vielmehr gegen Ende oder nach dem PJ neu bewerben.

Die wichtigste Voraussetzung für den Erfolg einer Bewerbung ist das Glück, zur richtigen Zeit mit der richtigen Mappe am richtigen Ort zu sein. Beziehungen spielen immer noch eine sehr große Rolle, wenn bei der Vergabe von Arbeitsplätzen in der Medizin dem Glück etwas nachgeholfen werden soll. Günstig ist es, einen persönlichen Kontakt zu der für die Einstellung verantwortlichen Person zu bekommen. Stellenangebote findet man in den regionalen Ärzteblättern und vor allem im Deutschen Ärzteblatt. Mit der **Anmeldung bei der Ärztekammer** wird man zum Dauerbezieher dieser Fachblätter. Bei den jeweiligen Landesärztekammern [Adr.] erhält man Listen mit den zur Weiterbildung berechtigten Krankenhäusern und Arztpraxen. Auch Detailinformationen zu einzelnen Krankenhäusern (Bettenzahl, Abteilungen, Weiterbildungsjahre usw.) sind dort abrufbar. A.S.I.-Consulting [Adr.] und MLP [Adr.] treten regelmäßig an fortge-

schrittene Medizinstudenten heran und richten Bewerbungsseminare
aus oder helfen bei der Berufsplanung. Diese Seminare sind Werbe-
maßnahmen der jeweiligen Finanzdienstleistungsunternehmen, aber
als Informationsveranstaltung durchaus empfehlenswert.
Ein Blick ins Internet lohnt sich auf jeden Fall. Über die Homepage
des Arbeitsamtes (www.arbeitsamt.de), aber auch unter der Adresse
www.deutscher-stellenmarkt.de) gibt es gelegentlich Angebote. Euro-
paweit bietet die Internet-Stellen-Börse unter www.job.de. Jobs an.
Wurde eine Stelle gefunden, muß (zum AiP) die vorläufige Berufserlaubnis rechtzeitig beantragt werden, da eine Beschäftigung vor
Erhalt der Urkunde nicht legal ist.

A

■ Tätigkeiten

Der Arzt im Praktikum ist nicht mehr Student, sondern Arzt in
Ausbildung. Er ist somit auch Mitglied der Ärztekammer mit allen
Rechten und Pflichten. Die AiP-Phase dauert 18 Monate und wird
unter Aufsicht eines approbierten Arztes abgeleistet. Der AiP darf alle
ärztlichen Tätigkeiten übernehmen, die seinen Kenntnissen und
Fähigkeiten entsprechen. Der ausbildende Arzt muß sich davon über-
zeugen, daß diese Vorschrift eingehalten wird und kann belangt
werden, wenn ein AiP fahrlässig handelt, z.B. wenn dieser Tätigkeiten
durchführt, für die er nicht ausgebildet wurde. Der AiP darf also, was er kann:
durchführen, was er kann:
- allgemeine ärztliche Tätigkeiten (z.B. Anamnese, körperliche
  Untersuchung, Injektionen, Blutentnahmen, Wundversorgung,
  Verordnungen von Heil- und Hilfsmitteln, Kuren oder
  Krankenhauseinweisungen)
- Eingriffe (z.B. Operationen, Sektionen)
- Bereitschaftsdienste bei Rufbereitschaft eines approbierten Arztes
- Atteste und Befundberichte ausstellen.

Gutachten oder Gesundheitszeugnisse sind vom ausbildenden Arzt
gegenzuzeichnen. Bei der Leichenschau variiert die Befugnis für den
AiP von Bundesland zu Bundesland: In Baden-Württemberg oder
Berlin darf er sie durchführen, in Bayern oder Niedersachsen nur
eingeschränkt, d.h. er muß sie gegenzeichnen lassen, und in NRW
oder Sachsen-Anhalt darf er sie nicht durchführen.
Im Rettungsdienst sollte der AiP nicht arbeiten. Da er sich selbst noch
in der Lernphase befindet, darf der AiP keine Ausbildungsaufgaben
übernehmen. Auch die Vertretung eines niedergelassenen Arztes ist
laut Gesetz nicht möglich. Die Aufsichtspflicht kann jedoch bei
Erreichbarkeit des Ausbilders gegeben sein, z.B. im Rahmen von
Hausbesuchen. Ansonsten gelten bei der Ausbildungsphase in einer
Praxis die gleichen Grundsätze wie im Krankenhaus.

A

■ Wo kann der AiP arbeiten?

Die bei ganztägiger Tätigkeit 18monatige Ausbildungszeit kann an verschiedenen Einrichtungen abgeleistet werden:
- Krankenhaus
- Praxis eines niedergelassenen Arztes
- Sanitätszentrum oder andere Einrichtung der Bundeswehr (siehe Kapitel E3)
- Justizvollzugsanstalt mit hauptamtlichem Anstaltsarzt (siehe Kapitel E7).

Der Gesetzgeber wünscht eine Aufteilung in mindestens 9 Monate nichtoperative und mindestens 6 Monate operative Tätigkeit, was jedoch keine Verpflichtung ist. Wenn man bereits ein festes Ausbildungsziel im Auge hat, sollte man dieser Empfehlung eher nicht folgen, sondern das AiP komplett in dem Fach absolvieren, in dem man den Facharzt anstrebt. Ganz besonders gilt dies beim Wunschziel universitäre Karriere.

Weiter anrechenbar sind Tätigkeiten
- im öffentlichen Gesundheitsdienst
- in einer Behindertenrehabilitationseinrichtung
- in einer truppenärztlichen Einrichtung der Bundeswehr.

Es ist auch möglich, die AiP-Zeit in einem **theoretischen Fach** (Anatomie, Pharmakologie, Pathologie, Mikrobiologie, Rechts- und Transfusionsmedizin) abzuleisten, wenn sie unter ärztlicher Aufsicht und mit klinisch-praktischem Bezug erfolgt (Patientenkontakt). Im Zweifel gibt Ihnen das zuständige Regierungspräsidium bzw. die Landesbehörde Auskunft.

Die AiP-Zeit kann auch im **Ausland** absolviert werden. Entscheidend ist hier die Anerkennung der Gleichwertigkeit. Die Bewerbungen werden direkt an die angestrebte Stelle gerichtet oder man wendet sich an die Fachvermittlungsdienste [Adr.].

Ein Thema von besonderem Interesse für den männlichen AiP ist der **Zivildienst**. Entscheidend ist hier die Wahl des Zeitpunkts. Bei „taktisch" geschickter Wahl kann hierdurch der Einstieg in eine ansonsten vielleicht nur schwer zu erreichende Position gelingen, da dem Krankenhaus für die Ausbildungszeit keine Kosten für die Arbeit des AiP entstehen (siehe Kapitel E4).

■ Fortbildung und Zusatzausbildungen

Der Gesetzgeber sieht vor, daß der AiP während der 18 Monate mindestens sechs Fortbildungsveranstaltungen besucht, die von Ärztekammern, kassenärztlichen Vereinigungen, Berufsverbänden oder Institutionen des öffentlichen Gesundheitswesens organisiert und als Fortbildungsveranstaltungen für ÄiP ausgewiesen sind (Infos u.a. über Landesärzteblätter). Dabei ist es unerheblich, ob die Zeit in einem Krankenhaus, einer Praxis oder einer anderen Einrichtung abgeleistet wird. Fortbildungsveranstaltungen niedergelassener Ärzte können u.U. auch angerechnet werden (Abklärung bei der zuständigen Ärztekammer). Natürlich machen auch weitere Lehrgänge und Kurse (z.B. für Zusatzbezeichnungen) einen sehr guten Eindruck bei Bewerbungen, besonders wenn sie vor Stellenantritt belegt wurden, da auf diese Weise der Arbeitgeber keine Lehrgangsgebühren, Arbeitsausfälle und Lohnfortzahlungen zu leisten hat. Solche Weiterbildungen können vom Arbeitsamt unterstützt werden. Die Kosten für Weiterbildungen können generell steuerlich geltend gemacht werden.

In den Praxen hat man über Pharma-Vertreter und eventuell zusätzliche Aktivitäten des ausbildenden Arztes häufig die Möglichkeit, an zusätzlichen Ausbildungsveranstaltungen teilzunehmen, die als AiP-Fortbildungen anerkannt werden können. Bescheinigungen über deren Besuch können bei der zuständigen Ärztekammer zur Abklärung der Anerkennung als AiP-Fortbildung vorgelegt werden.

■ Verdienst

Das Gehalt des AiP beträgt im ersten Jahr monatlich 2 060,87 DM und im zweiten Jahr 2 348,26 DM (Stand 1/99). Für Verheiratete kommt ein monatlicher Zuschlag von 109,70 hinzu. Die **Überstunden** werden im ersten Jahr mit 14,16 DM und im zweiten Jahr mit 16,14 DM vergütet. Allerdings wird dies unterschiedlich gehandhabt. Auf jeden Fall liegt die Beweislast beim Arzt, d.h. die Überstunden und die in dieser Zeit verrichteten Tätigkeiten müssen ausführlich dokumentiert werden. Ein Freizeitausgleich ist ebenso möglich wie gar keine Anerkennung der Überstunden. Weitere mögliche Einnahmen sind ein 13. Gehalt, Urlaubsgeld und vermögenswirksame Leistungen. Für durchschnittlich vier Nacht-, Bereitschafts- oder Rufbereitschaftsdienste und ein Wochenende erhält man etwa 800,- DM pro Monat. Hier gibt es allerdings größere Unterschiede zwischen den Häusern. Gelegentlich werden die Dienste wie bei einem Assistenten vergütet.

In der Praxis eines niedergelassenen Arztes sind alle Tarife frei verhandelbar. Bei **privater Krankenversicherung** muß der Arbeitgeberanteil also gesondert ausgehandelt werden. Gelegentlich ist es erforderlich, die Beteiligung an den Unterhaltskosten eines Autos für Hausbesuche bzw. die Überlassung eines Wagens zu klären. Vereinzelt wurden Fälle bekannt, in denen dem AiP 600,- DM oder 700,- DM für vollschichtige Tätigkeit angeboten wurden. Außerdem wurden keine Sozialabgaben gezahlt. Vor derartigen Verträgen kann man nur warnen. Nicht nur, weil man dabei auf einen lukrativen Nebenjob zur Finanzierung seines Arbeitsplatzes angewiesen ist, sondern weil durch die Akzeptanz eines solchen Angebots der Wert der Arbeit des AiP noch weiter untergraben wird. Andere niedergelassene Ärzte sähen dann vielleicht nicht einmal mehr die Notwen-

digkeit, den kargen Bruttolohn von rund 2 000.- DM zu zahlen.
Bei nachgewiesener „Bedürftigkeit" kann man vom Arbeitsamt bis zu
200,- DM halbjährlich an Beihilfe zur Bewerbung für Porto, Bewer-
bungsfotos usw. erhalten. Das Sammeln von Quittungen über die
Ausgaben ist selbstverständlich Voraussetzung für eine Kostenerstat-
tung.

A

Ein Anspruch auf **Arbeitslosenhilfe** besteht, wenn innerhalb des
vorhergehenden Kalenderjahres mindestens 150 Kalendertage versi-
cherungspflichtig (Arbeitslosenversicherung) gearbeitet wurde. Hier
wird allerdings zuvor die Bedürftigkeit bei Nachweis der Vermögens-
verhältnisse überprüft. Arbeitslosengeld erhält man erst, wenn in den
letzten 3 Jahren an mindestens 360 Kalendertagen einer im Sinne der
Arbeitslosenversicherung versicherungspflichtigen Tätigkeit nachge-
gangen wurde.

■ Arbeitsbedingungen

Im BAT ist die Arbeitszeit mit 38,5 Stunden/Woche festgelegt.
Tatsächlich umfaßt die Arbeitszeit etwa 55 Stunden pro Woche sowie
durchschnittlich fünf Dienste im Monat. Seinen ersten Nachtdienst
absolviert der AiP nach einer Einarbeitungszeit von durchschnittlich
11 Wochen. Unterbrechungen der Ausbildungszeit sind möglich. Im
ersten Jahr stehen dem AiP 6 und im zweiten Jahr 3 Wochen Urlaub
zu. Andere Ausfallzeiten, wie z.B. durch Krankheit oder Schwangerschaft, dürfen zusätzliche 3 Wochen nicht überschreiten. In der
Probezeit von 6 Monaten besteht im öffentlichen Dienst eine Kündigungsfrist von 2 Wochen zum Monatsende. Bis zu 1 Jahr liegt die
Frist bei 1 Monat zum Monatsende. Zwischen 1 und 5 Jahren
Beschäftigung beträgt sie 6 Wochen zum Quartalsende. In der Praxis
besteht während der ersten 6 Monate kein Kündigungsschutz.
Danach müssen Praxisinhaber, die mehr als 5 Mitarbeiter beschäftigen, bei Kündigung nachweisen, daß die Kündigung sozial gerechtfer-
tigt ist (gesetzlicher Kündigungsschutz).
In **kirchlichen Häusern** gelten die gleichen Bedingungen wie im
öffentlichen Dienst, mit der Ausnahme, daß während der Probezeit
eine 1monatige Kündigungsfrist zum Monatsende vorgeschrieben ist.
Oft herrschen in kirchlichen Häusern sehr konservative Vorstellungen
davon, wie das Privatleben eines Angestellten auszusehen hat.
Kompromißlose Kündigungen auch aus gehobenen Positionen,
beispielsweise im Falle einer Scheidung, sind möglich. Die **Rolle der
Frau** in der Ärzteschaft ist leider immer noch unbefriedigend.
Obwohl bereits seit mehreren Jahren die Hälfte der Medizinstudenten weiblich ist, arbeiten nur 36% der Frauen als Ärztinnen. In den
gehobeneren Positionen sind es sogar nur 5%. Am schwierigsten zu
überwinden ist auch für Frauen das Nadelöhr zwischen AiP und einer
Assistentenstelle. Während in anderen Ländern die Zahl der arbeiten-

den Ärztinnen deutlich höher liegt (Frankreich 50%, Osteuropa gar
60-70%), erreichen Frauen „ihren" Anteil lediglich in der Pädiatrie. In
den Fächern Chirurgie, Orthopädie und Urologie stehen sie einer
Männerdomäne gegenüber, gerade einmal 6-10% der Frauen arbeiten
in diesen Fächern. Es haben sich einige Gruppen zusammengeschlos-
sen, um die Position der Frauen in der Ärzteschaft zu verbessern
[Adr.].

A

Karrieren in der Medizin

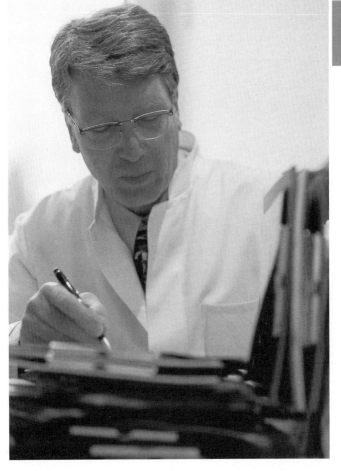

Niederlassung

In der Praxis leitet man sein eigenes „privates Wirtschaftsunternehmen". Neben der fachspezifischen Patientenbetreuung können weitere Aufgabengebiete übernommen werden, wie z.B. die Versorgung von Altenheimen, Kinderheimen, Sanatorien oder Justizvollzugsanstalten. Konsiliarische Tätigkeiten können ebenso angestrebt werden wie - je nach Fachrichtung - eine Belegbettenvereinbarung in einem der umliegenden Krankenhäuser. Nacht- und Bereitschaftsdienste bleiben dem Niedergelassenen nicht erspart, auch wenn es hier regional gute Delegationsmöglichkeiten gibt.

Die Zufriedenheit mit dem Beruf ist unter der Ärzteschaft deutlich gesunken. Gründe dafür sind vor allem die geringeren Verdienstmöglichkeiten und die unverändert hohe Arbeitsbelastung. Mit der Einführung der Bedarfsplanung wurde das gesamte Bundesgebiet in 359 Planungsbereiche eingeteilt. Eine Niederlassung ist danach nur in einem Gebiet möglich, das noch keine 110% des errechneten Versorgungsbedarfs an niedergelassenen Ärzten aufweist. Betroffen sind all jene Fachgruppen, in denen bundesweit mehr als 1 000 Vertragsärzte tätig sind. Somit sind folgende Fachgruppen (noch) nicht von der Bedarfsregelung betroffen:

- Arbeitsmedizin
- Hygiene
- Labormedizin
- Neurochirurgie
- Nuklearmedizin
- Pharmakologie und Toxikologie
- Anästhesiologie und Intensivmedizin
- Kinder- und Jugendpsychiatrie
- Mikrobiologie und Infektionsepidemiologie
- Mund-, Kiefer- und Gesichtschirurgie
- Öffentliches Gesundheitswesen
- Pathologie
- Rechtsmedizin.

Die zur Zeit rechnerisch freien Arztsitze in den anderen Fachgebieten werden voraussichtlich im Jahr 2 000 besetzt sein. Danach werden neu approbierte und niederlassungswillige Ärzte nur noch im Umfang des sogenannten Ersatzbedarfs zugelassen werden können, wenn sich an der Bedarfsplanung und der Niederlassungssteuerung nichts ändert. Insgesamt können sich in den nächsten 10 Jahren noch etwa 35 000 Ärzte niederlassen.

Seit 1.1.1999 müssen Vertragsärzte, die das 68. Lebensjahr vollendet haben und mindestens 20 Jahre vertragsärztlich zugelassen waren, ihre Vertragszulassung zurückgeben und somit zumindest den

Kassenarzt-Job aufgeben. Bei der gegenwärtigen Niederlassungsnei-
gung werden rund 5 000 Ärztinnen und Ärzte keine Zulassungs-
chance haben, wenn die „Ausscheiderate" nicht noch erheblich unter
das gesetzlich verfügte „Zwangspensionierungsalter" von 68 Jahren
ab 1999 sinkt.

Die Einrichtung einer **Gemeinschaftspraxis** ist auch möglich, wenn
die Niederlassungsbeschränkung greift. Allerdings nur im Sinne des
Job-sharings - die Gesamtmenge der erbrachten Leistungen muß im
Budgetrahmen der Praxis bleiben. Gleiches gilt für die Einstellung
eines weiteren Praxisassistenten. Eine Gemeinschaftspraxis bietet
viele Vorteile: Einnahmen und Ausgaben werden geteilt, die Urlaubs-
regelung ist meist problemlos bei garantierter Weiterversorgung der
Patienten. Die Startkosten werden reduziert und die Gerätschaften
besser genutzt. In einer **Praxisgemeinschaft** wird getrennt abgerech-
net und getrennt behandelt. Personal, Räume und Geräte werden
gemeinschaftlich genutzt. Hier ist auch eine Kombination mehrerer
Fachrichtungen möglich. Wer sich niederlassen will (und darf),
benötigt ein nicht unerhebliches Finanzierungsvolumen für **Praxisinvestitionen**. Im Durchschnitt werden zur Eröffnung einer Einzel-
praxis etwa 340 000,- DM investiert, die Praxisübernahme liegt mit
rund 380 000,- DM Investition etwas darüber. Das Einkommen der
niedergelassenen Ärzte hat sich zwischen 1994 und 1996 gegenüber
1991 bis 1993 verschlechtert. Ursachen dafür sind die von der Regierung verordnete Kostendämpfung und die Ausgabenbudgetierung im
ambulanten ärztlichen Sektor sowie gestiegene Praxisbetriebskosten.
Mit Ausnahme der Internisten haben alle Fachärzte Einkommen verloren. In den neuen Bundesländern stieg der Gesamtüberschuß von
1995 bis 1996 um 9,1% und erreichte im Durchschnitt 144 700 DM
je Arzt.

Krankenhaus

Die Fluktuation bei den Facharztstellen in den Krankenhäusern ist in den letzten 10 Jahren deutlich zurückgegangen. Gleichzeitig steigen bei der Besetzung von Facharztstellen die Anforderungsprofile. Die Zahl der Krankenhausärzte hat sich (wenn auch aus statistischen Gründen) 1997 erstmals leicht verringert. Aber auch ohne diese Neuberechnung lag der Zuwachs bei lediglich 0,2%. Die Stelle des womöglich einzigen Oberarztes in einem kleinen Krankenhaus ist zwar eventuell leichter zu erlangen, bedeutet aber auch dementsprechend häufige Ruf- und Bereitschaftsdienste. Die Arbeitszeiten sind in Praxis und Krankenhaus meist nicht geregelt, doch ist dies örtlich sehr unterschiedlich. Geregelte Arbeitszeiten finden Sie als Oberarzt lediglich in Rehabilitations- und AHB-Kliniken sowie im öffentlichen Dienst. Während im Krankenhaus weniger Routinetätigkeiten anfallen, steht dort die Beaufsichtigung, Organisation und Unterstützung der Assistenten im Vordergrund. Schwerpunkte und Fachbereiche erlangen im Krankenhaussektor eine immer größere Bedeutung. Hier sind in der Chirurgie besonders Unfallchirurgie und Gefäßchirurgie zu nennen. In der Inneren Medizin liegt das Teilgebiet Kardiologie weit vor allen anderen Teilbereichen. Auch **Managementfunktionen** werden von Chef- und Oberärzten zunehmend gefordert. Mit der Budgetierung einzelner Krankenhausabteilungen ist der leitende Arzt gegenüber den Verwaltungen für die Einhaltung des Budgets des Haushaltsjahres mitverantwortlich. Er muß sich also mit den Kosten seiner Diagnosen und Therapien, den Personal- und Anschaffungskosten auseinandersetzen (siehe Kapitel F7, G1).

B 2

Universitätslaufbahn und Professur

Beim Anstreben einer Universitätslaufbahn sollte man die Aus- und Weiterbildung in einem kleinen Krankenhaus meiden, da hier keine wissenschaftliche Tätigkeit ausgeübt wird. Das heißt, die Entscheidung für eine Universitätslaufbahn sollte bereits vor Beginn des AiP erfolgen, da man sich somit die Grundlagen für eine spätere Übernahme als Assistent schafft. Wertvoll sind natürlich, wie auch bei allen anderen Stellen, PJ-Erfahrungen und Promotionsarbeiten in der angestrebten Fachrichtung. Eine **Drittmittelstelle**, z.B. im Rahmen eines Sonderforschungsbereichs (SFB), kann der Karriere mittel- und langfristig mehr Schub verleihen als dadurch kurzfristig an Zeit auf dem Weg zur Professur verloren zu gehen scheint. Die Bezahlung erfolgt nach BAT und entspricht etwa dem Assistenzarztgehalt (BAT II, ohne Dienstvergütungen). Wenn keine andere Stelle frei ist oder die eigene Qualifikation nicht für einen Anspruch auf eine besser bezahlte Stelle ausreicht, kann prinzipiell auch eine Doktorandenstelle in Betracht gezogen werden, die z. Zt. mit BAT IIa/2 besser bezahlt wird als das AiP. Weil naturwissenschaftliche Doktoranden derzeit Mangelware sind, wollen in Zukunft einige Drittmittelgeber diesen Betrag um einige hundert Mark monatlich erhöhen. Neben dem grundsätzlichen Interesse an dem Projekt und finanziellen Erwägungen sollte auch das wissenschaftliche Standing des Projektleiters durchleuchtet werden:

- Zahl und Wertigkeit der Veröffentlichungen in den letzten 5 Jahren
- Track record im Einwerben von Drittmittelgeldern
- bestehende wissenschaftliche Interaktionen in der Uni und mit Vertretern anderer Unis/Institute
- Kontakte des Projektleiters zu ausländischen Instituten
- Zahl der Personen, die den letzten 10 Jahren als Post-doc oder Visiting scientist an renommierten ausländischen Institutionen untergebracht wurde
- Zahl der Personen, die wieder an der Institution des Projektleiters eingestellt wurden
- Personen, die die Gruppe des Projektleiters in den letzten 10 Jahren verließen und höher qualifizierte Positionen bekleiden.

Ein wichtiger und einflußreicher Projektleiter kann die eigene Karriere günstig beeinflussen, ein unwichtiger und unbeliebter Projektleiter kann die Karriere blockieren. Wichtig ist, daß in aller Regel nur 5 Jahre auf einer solchen Stelle an einer Institution im öffentlichen Dienst gearbeitet werden kann. Danach muß entweder an einem anderem Ort oder am selben Ort auf einer anders definierten Stelle weitergearbeitet werden. Daher sollte bei der Beurteilung der Wertigkeit der Stelle berücksichtigt werden, ob der Projektleiter den Einstieg bzw. den Wechsel auf eine Assistenzarztstelle ermöglichen oder gar garantieren kann.

Nach mehrjähriger Forschungstätigkeit auf einer Drittmittelstelle oder im Rahmen einer Assistenzarztausbildung wird in der Regel der Wechsel auf eine C1-Stelle (**Beamter auf Zeit**) angestrebt. Diese Stellen können je nach Einstiegsalter (ab 32) maximal 6-8 Jahre von einer Person besetzt werden. Für den Wechsel auf eine wissenschaftliche Assistentenstelle (C1) ist die Promotion und eine fach- und uniabhängige Anzahl von Veröffentlichungen sowie die Unterstützung des Lehrstuhlinhabers Voraussetzung. Im Rahmen dieser Verbeamtung auf Zeit (u.U. noch im Rahmen einer wissenschaftlichen C2-Oberassistentenstelle auf insgesamt maximal 12 Jahre ausdehnbar) wird erwartet, daß der Stelleninhaber sich habilitiert. Dazu müssen folgende Kriterien erfüllt sein:

- eine von der Fakultät definierte Zahl von Veröffentlichungen mit ebenfalls meist definiertem mindesten Impact factor publizieren
- eine weniger gut definierte Zahl von Lehrveranstaltungen eigenverantwortlich bestreiten
- eine Habilitationsschrift anfertigen
- verschiedene wissenschaftliche Vorträge vor definiertem Publikum halten.

Mit der Habilitation kann eine **Ordinarienprofessur** (C3- oder C4) angestrebt werden. Für den Ruf auf eine solche Professur ist der wissenschaftliche Rang, abzulesen an der Zahl und Qualität der Veröffentlichungen und den eingeworbenen Drittmittelgeldern, nur noch ein Kriterium unter vielen. Wichtiger werden Personalführung, Arbeitsorganisation, strukturelles und finanzielles Management, Entwicklung und Umsetzung von mittel- und langfristigen Zielen der eigenen Abteilung und der Universität sowie die fachübergreifende Forschung. Ebenso steigt in der Regel der Zeitaufwand für die Unterrichtstätigkeit und z.B. für die Mitarbeit in Gremien und Gutachterkommissionen. Persönlich verlangt das Erreichen dieses Ziels einen hohen Einsatz und Aufwand unter Einschränkung des Privatlebens. Am Ende steht eine Stellung mit hohem sozialem Prestige, zur Zeit noch eine Verbeamtung auf Lebenszeit mit entsprechender sozialer Sicherheit und die Möglichkeit, in der Patientenversorgung und in der Forschung etwas zu bewegen. Finanziell lohnt der Aufwand im Vergleich zu Positionen des mittleren bis oberen Managements in der Privatwirtschaft nicht.

B
3

Forschung

Für manche Ärzte ist der Forschungsauftrag der Universitäten keine
lästige Pflicht, sondern der eigentliche Grund für eine Universitätslaufbahn. Sie halten klinische Arbeit für langweilige Routine und
sehen ihre Kreativität in der wissenschaftlichen Tätigkeit gefordert.
Aber auch ohne die Vorstellung, ein Leben lang zu forschen, kann
eine Forschungszeit für die weitere, besonders universitäre Laufbahn
eine entscheidende Zusatzqualifikation bedeuten. Eine Forschungs-
phase von 1-2 Jahren, die am günstigsten vor Beginn der Facharztweiterbildung geschaltet wird, erlaubt später ein müheloses
Übergehen in die Forschungsaufgaben im Rahmen einer universitären Weiterbildungsstelle. Obwohl es in der Forschung keine Patientenbetreuung gibt, ist die Nacht-, Wochenend- und gelegentlich
auch Feiertagsarbeit hier beinahe ebenso selbstverständlich. Schließlich muß neben der Forschung auch dem Publizieren der Ergebnisse
Zeit gewidmet werden. Da Englisch die internationale Konferenzspra-
che sowie Arbeitssprache international besetzter Forschungslabors
ist, muß es in Wort und Schrift fließend beherrscht werden. Es
entscheidet nicht nur die Zahl der Veröffentlichungen, sondern auch
der sog. **Impact factor**, der ein Indikator für das wissenschaftliche
Renommee einer Fachzeitschrift ist. Wer es z.B. schafft, einen Artikel
in Science, Nature, Cell, New England Journal of Medicine oder im
Lancet unterzubringen, wird mit seiner akademischen Laufbahn
keine besonderen Probleme mehr haben. So unerläßlich wie das
Publizieren für eine wissenschaftliche Karriere ist auch das Besuchen
zahlreicher internationaler Kongresse und ein längerer Auslandsaufenthalt, vorzugsweise in den USA, Kanada, England, Frankreich oder
Schweden. Auch Australien und Neuseeland haben einen guten Ruf,
doch sind dort die Forschungsetats sehr klein, und es dürfte daher
sehr schwer sein, eine bezahlte Stelle zu finden. Es wird allgemein
erwartet, daß man sich sein Gehalt gewissermaßen selber mitbringt
(z.B. DFG-Auslandsstipendium für Graduierte). Eventuell erhält man
vom Gastinstitut bzw. dem dortigen Arbeitsgruppenleiter noch einige
Zulagen. Ein Stipendium reicht meistens gut für ein nicht allzu
anspruchsvolles Leben alleine aus. Trotz Familienzulagen kann es für
mehrere Personen je nach Zielland finanziell recht knapp werden.
Neben der Universität können auch Stellen an Forschungsinstituten
angestrebt werden, wie z.B. den verschiedenen Max-Planck-Instituten
[Adr.] oder diversen Großforschungseinrichtungen des Bundes (z.B.
Kernforschungsanstalt Jülich [Adr.], Deutsches Krebsforschungsinsti-
tut (DKFZ) [Adr.], Max-Delbrück-Zentrum für Molekulare Medizin
[Adr.]). **Forschungsstellen in der Industrie** sind mit Vorsicht zu
betrachten. Die fast ausschließliche Anwendungsorientierung legt die

Forschungsarbeit so stark fest, daß die Rückkehr an eine Universität praktisch unmöglich wird, besonders wenn man mehr als 2 Jahre in der Industrie gearbeitet hat. An den Universitäten haben solche Tätigkeiten keinen guten Ruf und gelten als akademische Sackgassen.

B
4

Verdienst

In den Krankenhäusern und Universitätskliniken erfolgt die Bezahlung nach dem Bundesangestelltentarif (BAT). Er setzt sich zusammen aus der altersabhängigen Grundvergütung, die zwischen den Arbeitgebern Bund und Land einerseits und Gemeinden andererseits unterscheidet, und dem sog. Ortszuschlag. So verdient z.B. ein 29jähriger Neuassistent 4 387,- DM (Vergütungsgruppe IIa), ein 33jähriger, mehrjähriger Assistent 5 351,- DM (Vergütungsgruppe Ib) und ein 39jähriger Oberarzt mit Facharzttitel 8 075,- DM (Vergütungsgruppe I, Stand 1/99). Der Ortszuschlag schwankt zwischen 983,- DM zu Beginn und 1 641,- DM bei längerer Laufbahn und drei Kindern. Zusätzlich gibt es ein 13. Monatsgehalt und ein einheitliches Urlaubsgeld von 500,- DM. Nicht zu vergessen sind die Dienste, die das Einkommen bei entsprechender Anzahl deutlich anheben können.

Habilitationsstellen und Professuren werden nach der Bundesbesoldungsverordnung C vergütet. Für eine C1-Stelle wird in Abhängigkeit vom Alter zwischen rund 4 700,- und 6 900,- DM gezahlt, auf einer C4-Stelle erhält man zwischen 6 600,- und 10 800,- DM. Hinzu kommen die verschiedenen Orts- und Familienzuschläge.

B
5

Alternative Berufsfelder

Als Alternative bieten sich zahlreiche Bereiche (siehe Kapitel E, F) an, doch wird das Fassungsvermögen dieser Berufe das Problem der Ärztearbeitslosigkeit nur abmildern, aber nicht lösen. Allerdings ist das Potential des Marktes für Ärzte mit fachfremden Zusatzqualifikationen noch nicht ausgeschöpft, zumal das Gesundheitssystem in Deutschland derzeit starken Veränderungen unterliegt. Im **öffentlichen Gesundheitswesen** (Gesundheitsämter, Versicherungsanstalten, Bundeswehr, Behörden, öffentlich-rechtliche Körperschaften) sind wegen leerer öffentlicher Kassen die Aussichten mäßig. Eine Stellenzunahme ist hier nicht zu erwarten, aber natürlich gibt es ein Stellenpotential, das regelmäßig erneuert wird. Recht gute Aussichten bestehen hingegen z.B. im **Medienbereich**. Der Aufklärungsbedarf der Bevölkerung nimmt stetig zu und jedes Medium (Zeitungen, Bücher, Fernsehen, Radio, Internet) hat seinen eigenen Bedarf, seine eigenen Zielgruppen und seine eigenen Darstellungsformen. Doch über eines muß sich jeder, der einen fachfremden Weg einschlägt, klar sein: Mit jeder Arbeitswoche ohne Patientenbetreuung schwindet die Chance, jemals wieder in diesen Bereich ärztlicher Tätigkeit zurückzukehren.

Wer an den Veränderungen im Gesundheitssystem politisch mitwirken möchte, sollte bereits frühzeitig versuchen, bei **Ärztekammern** und Ärzteverbänden unterzukommen. Auch in diesen Bereichen gibt es vereinzelt Stellen, die jedoch eine frühestmögliche Mitgliedschaft und mehrjährige, ehrenamtliche berufspolitische Erfahrung voraussetzen. Ihre Bürotätigkeit wird dann aus Organisations- und Verwaltungsaufgaben bestehen. Ferner werden neue berufspolitische Initiativen wie z.B. zur Teilzeitarbeit (siehe Kapitel A) oder die Umsetzung neuer Gesetzesvorgaben wesentlicher Bestandteil der Arbeit sein.

Auch für ärztliche Tätigkeiten im Ausland gilt: Eine gewisse Zahl von Ärzten kann hier durchaus eine gute Zukunft finden (siehe Kapitel D). Außerdem ist die Berufserfahrung, die man in diesem Sektor macht, ein deutlicher Vorteil, was die Bewerbung für bestimmte Stellen anbelangt. Ein zu langer Aufenthalt kann jedoch die Chancen wieder verringern, weil davon ausgegangen wird, daß man dann mit den Arbeitsabläufen, Routinen und den neuen medizinischen Entwicklungen nicht mehr vertraut ist.

B 6

Assistenzzeit und Facharztweiterbildung

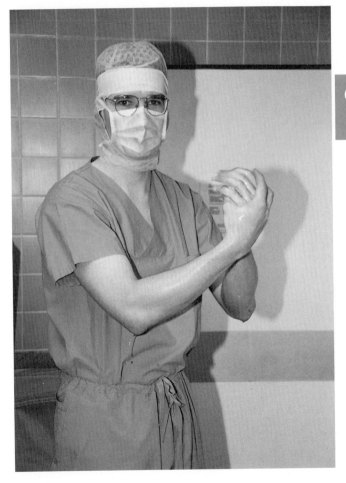

C

Allgemeines und Arbeitsmarkt

Die Weiterbildung in einem bestimmten Gebiet zum Erwerb eines
Facharzttitels ist der klassische Weg des jungen Mediziners. Ein Facharzttitel ebnet den Weg für die weitere **Laufbahn im Krankenhaus**
als Oberarzt, als niedergelassener Arzt oder auch für einige alternative Berufswege. Als Schwerpunkt bezeichnet man ein Untergebiet
einer bestimmten Fachgruppe, das durch eine zusätzliche Weiterbildungszeit zu einer Ergänzung der **Gebietsbezeichnung** (= Facharztbezeichnung) führt, z.B. Innere Medizin, Schwerpunkt Gastroenterologie. In den alten Weiterbildungsordnungen entspricht dies dem
Begriff Teilgebiet. Die **Zusatzbezeichnung** (siehe Kapitel C42) ist eine
ergänzende, aber nicht zwingend eng mit dem Fachgebiet verbun-
dene Fortbildung, z.B. Chirotherapie (siehe C42.5) oder Naturheilverfahren (siehe Kapitel C42.11), die für jeden Arzt zugänglich ist und als
Erweiterung auf dem Praxisschild geführt werden darf. **Fakultative
Weiterbildung** (oder Fachkunde) bedeutet eine über das obligate
Weiterbildungswissen hinaus erlangte Fortbildung in einer gebietser-
gänzenden Tätigkeit, z.B. Allgemeinmedizin, fakultative Weiterbildung: Klinische Geriatrie. Gut in der Hälfte der Gebietsweiter-
bildungsbereiche können solche Zusatzausbildungen abgeleistet
werden. Daraus leitet sich jedoch keine Erweiterung des Titels ab.
Im Hinblick auf den Arbeitsmarkt ist der Übergang vom AiP zum
Assistenzarzt einer der beiden entscheidenden "Flaschenhälse" in der
Medizinerlaufbahn. Während ein AiP wegen seines geringen Gehalts
noch relativ leicht eine Stelle bekommt, ist die Situation für den
angehenden Assistenten eine deutlich andere, denn sein Gehalt liegt
gegenüber dem des AiP deutlich höher. Da es hier also zu weniger
Einstellungen kommt, ist die Konkurrenz entsprechend groß, was
sich auch auf die Arbeitsbedingungen auswirkt. Jahresverträge sind
die Regel, Verträge über ein halbes Jahr leider immer häufiger und
2-Jahres- oder gar unbefristete Verträge ein seltener Glücksfall.
Wenn jedoch Stellen frei werden, besteht logischerweise die Neigung,
Weiterbildungsstellen mit bereits in der jeweiligen Abteilung tätigen
AiP zu besetzen. Aber unabhängig davon, ob Sie eine Anschlußstelle
bekommen oder sich neu bewerben, müssen Sie rechtzeitig (etwa
2 Monate vor Antritt einer Assistentenstelle) die Vollapprobation bei
der für Sie zuständigen Landesbehörde bzw. dem Regierungspräsidium beantragen. Vor Antritt einer Weiterbildungsstelle muß außerdem völlige Klarheit über die **Weiterbildungsberechtigung** des
Arbeitgebers herrschen. Sie sollten es vermeiden, nach 2 Jahren fest-
stellen zu müssen, daß nur ein halbes Jahr der Arbeit auf die von
Ihnen angestrebte Weiterbildung angerechnet werden kann (siehe
auch Kapitel A). Insgesamt ist die Weiterbildungssituation über-

C

durchschnittlich gut in Allgemeinmedizin, Innere Medizin und Anästhesiologie und besonders schlecht in der Pädiatrie.

Auch wenn es vom Gesetzgeber neue Arbeitszeitregelungen gibt, hängt die tägliche Arbeitszeit wesentlich stärker von der gewählten Fachrichtung als von der Umsetzung eines Gesetzestextes ab. So ist es z.B. in der Chirurgie kaum möglich, auf einen pünktlichen Feierabend zu spekulieren. In der Psychiatrie oder Anästhesie hingegen ist das schon wesentlich häufiger der Fall. Die Zahl der Nachtdienste schwankt etwa zwischen sechs und acht pro Monat, abhängig von Fachrichtung und Größe der Belegschaft. Es gibt zwischen 26 und 30 Urlaubstage, abhängig vom Lebensjahrzehnt und der BAT-Vergütungsgruppe. Es sind mindestens 2 Wochen zusammenhängender Urlaub vorgeschrieben. Bei Erkrankung in dieser Zeit und sofortiger Meldung und Bestätigung beim Arbeitgeber wird diese Zeit nicht als Urlaub gerechnet. Zusatzqualifikationen, mit denen man die Wartezeit auf eine Stelle sinnvoll überbrücken bzw. seine Chancen bei Bewerbungen verbessern kann, sind z.B. die fakultative Weiterbildung Rettungsmedizin oder Kurse z.B. in Strahlenschutz, Sonographie, Echokardiographie oder EDV.

Nach jahrelangem Ringen ist 1992 eine neue Musterweiterbildungsordnung in Kraft getreten, die seitdem von den Landesärztekammern weitestgehend umgesetzt wurde, doch gibt es im Detail Abweichungen, auf die hier bei der Beschreibung der Weiterbildungen nicht immer eingegangen werden kann.

Allgemeinmedizin

■ Arbeitsbedingungen und Tätigkeiten

Die Arbeit eines niedergelassenen Allgemeinmediziners zeichnet sich durch seine Hausarztfunktion aus. Er betreut die Patienten umfassend und setzt auf langfristige Patientenbeziehungen. Dies erfordert nicht nur ein breit angelegtes medizinisches Wissen, sondern auch eine hohe soziale Kompetenz, Einfühlungsvermögen und Kommunikationsfähigkeit. Ein Hausarzt kennt seine Patienten sehr lange und daher auch besser als ein Facharzt, der wenige Male aufgesucht wird. Die vorherrschenden Krankheitsbilder sind die Alltagskrankheiten und häufige, chronische Erkrankungen. Etwa 35% der Patienten in einer allgemeinmedizinischen oder auch internistischen Praxis leiden unter psychosomatischen Beschwerden. Es ist gerade bei der rein technisch ausgerichteten Ausbildung des Mediziners eine große Herausforderung, möglichst viele dieser Patienten zu erkennen und sie direkt der geeigneten Behandlung zuzuführen. Noch immer beträgt der durchschnittliche Zeitraum bis zur positiven Diagnose eines psychosomatischen Leidens 7 Jahre. Um die Rolle des Allgemeinmediziners wieder aufzuwerten, macht man sich wieder zunehmend Gedanken über die Einführung des sog. "Hausarztmodells", das u.a. die Niederlande wirkungsvoll umgesetzt haben. Dabei steht in der ärztlichen Versorgung der Bevölkerung ein Hausarzt als zentrale Anlaufstelle zur Verfügung. In dieser Praxis wird dann der Patient untersucht und behandelt. Erst wenn die erforderliche Diagnostik oder Therapie nach einem Spezialisten verlangt, stellt der Hausarzt eine Überweisung aus. In einigen Regionen des Landes wurden in den letzten Jahren Modellversuche in dieser Richtung unternommen. Diskutiert wird derzeit noch über eine 5jährige Weiterbildungsphase für den Allgemeinmediziner, um die Allgemeinmedizin aufzuwerten. Unklar ist jedoch noch, wie die dafür erforderlichen Weiterbildungsstellen finanziert werden können.

■ Voraussetzungen für den Facharzt

Wegen geringer regionaler Unterschiede sollten Sie sich für eine ganz genaue Planung mit Ihrer zuständigen Landesärztekammer in Verbindung setzen.
- 3 Jahre an Weiterbildungsstätte:
  - $1^1/_2$ Jahre Allgemeinmedizin
    anrechenbar $^1/_2$ Jahr in Anästhesiologie
    oder Arbeitsmedizin
    oder Chirurgie
    oder Frauenheilkunde und Geburtshilfe
    oder Haut- und Geschlechtskrankheiten

C
1

oder Hals-Nasen-Ohrenheilkunde
oder Innere Medizin
oder Kinderheilkunde
oder Laboratoriumsmedizin
oder Neurologie
oder Orthopädie
oder Psychiatrie und Psychotherapie
oder Urologie
- 1 Jahr Innere Medizin im Stationsdienst
- $^1/_2$ Jahr Chirurgie
  anrechenbar 3 Monate in Frauenheilkunde und Geburtshilfe
  oder Hals-Nasen-Ohrenheilkunde
  oder Orthopädie
  oder Urologie.

- 240 Stunden Teilnahme an Kursen.
- Um die verschiedenen Stationen der Allgemeinarztausbildung nach Möglichkeit im gleichen Haus abzuleisten und sich einen Stammplatz zu erarbeiten, empfiehlt es sich, ein kleines Haus zu suchen. Man sollte mit persönlich günstigen Alternativen (z.B. Anästhesie, Innere Medizin) beginnen, die sowohl auf die Allgemeinmedizin als auch auf andere Facharztausbildungen angerechnet werden können, falls man von dem Ziel des Allgemeinarztes wieder Abstand nehmen sollte. So gibt es keine verlorenen Zeiten. Die Allgemeinmedizin bietet übrigens als einziges Fach die Möglichkeit, auch 3monatige Weiterbildungszeiten anrechnen zu lassen.

■ Zusatzausbildungen

- Fachkunde Laboruntersuchungen in der Allgemeinmedizin: $^1/_2$ Jahr.
- Fakultative Weiterbildung Klinische Geriatrie [Adr.]: 2 Jahre an Weiterbildungsstätte, davon $1^1/_2$ Jahre zusätzlich zur Gebietsweiterbildung.
- Naheliegende Zusatzbezeichnungen: Allergologie (siehe Kapitel C42.1), Chirotherapie (siehe Kapitel C42.5), Homöopathie (siehe Kapitel C42.8), Naturheilverfahren (siehe Kapitel C42.11), Phlebologie (siehe Kapitel C42.12), physikalische Therapie (siehe Kapitel C42.13), Psychotherapie (siehe Kapitel C42.16), Rehabilitationswesen (siehe Kapitel C42.17), Sportmedizin (siehe Kapitel C42.19), Tropenmedizin (siehe Kapitel C42.21), Umweltmedizin (siehe Kapitel C42.22).
- Bei mehr medizindienstlicher Ausrichtung: Zusatzstudiengang Public Health (siehe Kapitel G7).

■ Zahlen und Aussichten

- Zur Gründung einer Praxis muß ein Allgemeinmediziner durchschnittlich 270 000,- DM investieren.
- Allgemeinärzte erzielten 1996 Praxisüberschüsse vor Steuern von durchschnittlich 155 760 DM, in den neuen Ländern von 139 700 DM.
- Anfang 1999 waren 43 808 Allgemeinmediziner registriert (+3,5 % gegenüber 1998), wovon 8 209 ohne ärztliche Tätigkeit waren.
- Niedergelassen waren 30 486 Allgemeinmediziner.
- Offene Planungsbereiche insgesamt 195 von 461 = 42% (Stand 1/98).
- Für die 240 Stunden Theorie muß während der Weiterbildung mit etwa 12 000-15 000,- DM Kosten gerechnet werden.
- Angesichts der aktuellen Reformen im Gesundheitssystem wird es voraussichtlich zu einer stärkeren Betonung und einer zentraleren Rolle der Allgemeinmedizin kommen. Die Einführung des Hausarztmodells macht den Hausarzt, der meist Allgemeinmediziner oder Internist ist, zur ersten Anlaufstelle und zum "Verteiler" für alle anderen Facharztgruppen.
- Infos [Adr.].

C
1

Anästhesiologie

■ Arbeitsbedingungen und Tätigkeiten

"Die Arbeit eines Anästhesisten besteht zu 99% aus Routine und zu 1% aus überraschenden Komplikationen. In diesen Situationen muß der Anästhesist voll da sein." - So beschrieb ein langjähriger Anästhesist seine Aufgabe. Einen wichtigen Teil der Ausbildung nimmt die Intensivmedizin mit zahlreichen Reanimationen und Beatmungen ein. Sie ist auch die einzige Gelegenheit für den Anästhesisten, engeren Kontakt zu den Patienten zu bekommen. Der Kontakt beschränkt sich sonst auf die Prämedikation mit Anamnese und Untersuchung der Patienten, die am nächsten Tag zur Operation anstehen. Die Arbeitszeiten in der Anästhesie sind meist gut geregelt. Dienstvergaben und fehlende Stationsarbeiten ermöglichen einen pünktlichen Feierabend, was vielfach als wesentlicher Vorteil dieses Faches angesehen wird. Allerdings richtet sich die Anfangszeit nach den Chirurgen, die oft ab 7.00 oder 7.30 Uhr operieren, d.h. der Anästhesist muß etwa $1/2$ Stunde vorher beginnen. Ein weiterer Vorteil ist, daß ein Anästhesist rasch selbständig arbeiten kann. Im Gegensatz zur Chirurgie ist die Abteilungsordnung oft weniger hierarchisch strukturiert. Eher nachteilig an der Anästhesie sind häufige Dienste sowie eher schlechte Niederlassungschancen. Bereits eine kleine anästhesiologische Praxis mit eigenen OP-Räumen erfordert mindestens eine halbe Million Mark an Investitionen. Es gibt zwar derzeit keine Niederlassungsbeschränkung, aber viele Anästhesisten arbeiten als "Rucksackanästhesisten" und ziehen von Operateur zu Operateur. Ein weiteres Tätigkeitsfeld des Niedergelassenen ist die ambulante Schmerztherapie, in der auch alternative Ansätze wie die Akupunktur Platz haben, sowie die häusliche Betreuung von beatmeten oder künstlich ernährten Patienten. Neben der Spezialisierung auf die Intensivmedizin kann der Anästhesist als Rettungsmediziner seine Arbeit durch Notarztwagen- oder Rettungshubschraubereinsätze abwechslungsreicher gestalten.

■ Voraussetzungen für den Facharzt

Wegen geringer regionaler Unterschiede sollten Sie sich für eine ganz genaue Planung mit Ihrer zuständigen Landesärztekammer in Verbindung setzen.

- 5 Jahre an Weiterbildungsstätte, von denen 1 Jahr bei einem niedergelassenen Arzt abgeleistet werden kann:
  - 4 Jahre im operativen Bereich
    anrechenbar 1 Jahr in Chirurgie
    oder Herzchirurgie
    oder Innere Medizin

oder Kinderchirurgie
oder Klinische Pharmakologie
oder Pharmakologie und Toxikologie
oder Physiologie
oder Transfusionsmedizin
- 1 Jahr in nichtspezieller anästhesiologischer Intensivmedizin
  anrechenbar $1/2$ Jahr chirurgische Intensivmedizin
  oder herzchirurgische Intensivmedizin
  oder Innere Medizin
  oder Kinderchirurgie
  oder Kinderheilkunde
  oder Neurochirurgie.

Voraussetzung für die Zulassung zur Facharztprüfung ist der Nachweis einer bestimmten Anzahl selbständig durchgeführter Narkosen in verschiedenen Fachgebieten.

■ Zusatzausbildungen

- Fachkunde Laboruntersuchungen: $1/2$ Jahr.
- Fakultative Weiterbildung spezielle anästhesiologische Intensivmedizin: 2 Jahre an Weiterbildungsstätte, davon 1 Jahr zusätzlich zur Gebietsweiterbildung. Anrechenbar ist hier 1 Jahr Intensivmedizin während der Weiterbildung in Anästhesiologie.
- Naheliegende Zusatzbezeichnungen: Chirotherapie (siehe Kapitel C42.5), Akupunktur [Adr.].

■ Zahlen und Aussichten

- Dieses Gebiet unterliegt (noch) nicht der Zulassungssperre. Es gilt jedoch zu berücksichtigen, daß ein Ausweichen auf dieses Fachgebiet aus diesem Grunde von vielen Ärzten in Weiterbildung erwogen wird, was die Zulassungsbeschränkung beschleunigen dürfte.
- Am 1.1.99 waren 15 414 Anästhesisten registriert (+5,3% gegenüber 1998), wovon 1 635 ohne ärztliche Tätigkeit waren. Niedergelassen waren 2 131.
- Insgesamt sind die Aussichten in diesem Gebiet günstig, wenn eine zusätzliche schmerztherapeutische Ausbildung erfolgt, da eine steigende Anzahl von Unikliniken und Krankenhäusern sogenannte "Schmerzambulanzen" einrichtet. Auch Akupunktur und Chirotherapie stellen eine sinnvolle Ergänzung dar. Die Anästhesie zeichnet sich außerdem durch hohe Fluktuation, zunehmende Beliebtheit und gute Qualifizierung für andere klinische Bereiche aus.
- Infos [Adr.].

C
2

Anatomie

■ Arbeitsbedingungen und Tätigkeiten
In diesem Fach geht es neben der Lehre mit ihren Präparierkursen um gundlegende wissenschaftliche Methoden zur Untersuchung von morphologischen Fragen. Das Mikroskop wird zum entscheidenden Arbeitsinstrument. Das Fach berührt darüber hinaus Bereiche aus Embryologie, Zyto- und Humangenetik, aber auch Paläontologie. Dem theoretischen Charakter des Fachs entsprechend können die Arbeitszeiten geregelt oder gleitend sein.

■ Voraussetzungen für den Facharzt
Wegen geringer regionaler Unterschiede sollten Sie sich für eine ganz genaue Planung mit Ihrer zuständigen Landesärztekammer in Verbindung setzen.

● 4 Jahre an Weiterbildungsstätte:
  - anrechenbar 1 Jahr in Neuropathologie
    oder Pathologie
    oder
    anrechenbar $1/2$ Jahr in Chirurgie
    oder Frauenheilkunde und Geburtshilfe
    oder Hals-Nasen-Ohrenheilkunde
    oder Herzchirurgie
    oder Innere Medizin
    oder Kinderchirurgie
    oder Kinderheilkunde
    oder Mund-Kiefer-Gesichtschirurgie
    oder Neurochirurgie
    oder Neurologie
    oder Orthopädie
    oder Rechtsmedizin
    oder Urologie.

■ Zahlen und Aussichten
● Zur Einleitung einer klinisch-wissenschaftlichen Karriere ist dieses Fach gut geeignet.
● Am 1.1.99 waren 165 Anatomen registriert (+13,0% gegenüber 1998), wovon 31 ohne ärztliche Tätigkeit waren. Niedergelassen waren 2 Anatomen.
● Stellen gibt es nur wenige.
● Frühzeitige Kontakte sind für eine spätere Anstellung wichtig. So empfiehlt sich z.B. eine Assistenz in Präparierkursen oder eine Promotionsarbeit in diesem Fach.

- Wer in den 8 Jahren vor Inkrafttreten der neuen Weiterbildungsordnung in diesem Bereich nachweisbar die Bedingungen zur Gebietsbezeichnung erfüllt hat, kann auf Antrag die Gebietsbezeichnung erhalten.
- Infos [Adr.].

C
3

Arbeitsmedizin

■ Arbeitsbedingungen und Tätigkeiten

Die Arbeitsmedizin befaßt sich mit den Wechselwirkungen von Arbeit und Gesundheit. Die Aufgaben betreffen die Prävention weit mehr als den kurativen Bereich, d.h. die Untersuchung gesunder Patienten steht im Vordergrund. Zusätzlich ist es Aufgabe des Arbeitsmediziners, die Eignung eines Mitarbeiters für seinen Arbeitsplatz zu prüfen. Lange Bildschirmarbeiten erfordern z.B. regelmäßige Sehtests, schwere Maschinenarbeiten Lärmschutzmaßnahmen oder Belastungstests. Gift- und Umwelteinflüsse müssen minimiert werden. Auch persönliche Probleme der Belegschaft gehören in das Aufgabengebiet des Arbeitsmediziners, z.B. wenn eine Alkoholerkrankung vorliegt oder ein Mitarbeiter unter Mobbing leidet. Dadurch erhält der Arbeitsmediziner eine Mittlerposition zwischen Unternehmensleitung und Belegschaft. Er versucht, die Arbeitsbedingungen und die Arbeitssicherheit der Mitarbeiter ständig zu verbessern. Die Arbeitszeit ist meist gut geregelt. Nacht- oder Wochenenddienste sind in der Regel nicht abzuleisten, allerdings hängt dies vom jeweiligen Betrieb ab. Als besondere Herausforderung ist die Beschäftigung mit Themen anzusehen, die in der "normalen" Medizin kaum Beachtung finden.

■ Voraussetzungen für den Facharzt

Wegen geringer regionaler Unterschiede sollten Sie sich für eine ganz genaue Planung mit Ihrer zuständigen Landesärztekammer in Verbindung setzen.

- 4 Jahre an Weiterbildungsstätte, von denen 1 Jahr bei einem niedergelassenen Arzt abgeleistet werden kann:
  - 2 Jahre Innere Medizin, davon 1 Jahr in Akutkrankenhaus
    anrechenbar 1 Jahr in Allgemeinmedizin
    oder Chirurgie
    oder Haut- und Geschlechtskrankheiten
    oder Neurologie
    oder Orthopädie
    oder Psychiatrie und Psychotherapie
    oder
    anrechenbar innerhalb dieses Jahres $\frac{1}{2}$ Jahr in Anästhesiologie
    oder Hygiene und präventive Umweltmedizin
    oder Laboratoriumsmedizin
    oder Physiologie
    oder Pharmakologie und Toxikologie
  - 21 Monate praktische arbeitsmedizinische Tätigkeit

- 3 Monate theoretischer Kurs der Arbeitsmedizin, der höchstens in
  6 Abschnitte geteilt werden darf.
- Ein gewisser Engpaß in der Weiterbildung entsteht durch die
  2jährige Weiterbildung in der Inneren Medizin.

■ Zusatzausbildungen
- Fachkunde Laboruntersuchungen: $^1/_2$ Jahr.
- Zusatzstudiengang Public Health (siehe Kapitel G7).
- Naheliegende Zusatzbezeichnungen: Allergologie (siehe Kapitel
  C42.1), Flugmedizin (siehe Kapitel C42.6), Rehabilitationswesen
  (siehe Kapitel C42.17), Sozialmedizin (siehe Kapitel C42.18), Sportme-
  dizin (siehe Kapitel C42.19), Tropenmedizin (siehe Kapitel C42.21),
  Umweltmedizin (siehe Kapitel C42.22).

■ Zahlen und Aussichten
- Nach einigen Neuerungen durch den Gesetzgeber hat die Nachfrage
  nach Arbeitsmedizinern zugenommen.
- Der Arbeitsmediziner ist vom Punktwert quasi befreit, da er nicht
  dem Vertragsarztrecht unterliegt. Sein Honorar ist somit frei verhandelbar. Der jährliche Durchschnittsumsatz kann bis zu 500 000,- DM
  betragen. Auch ein angestellter Arbeitsmediziner verdient mehr als
  ein Krankenhausassistent. Ein großes Pharmaunternehmen zahlt
  einem angestellten Arbeitsmediziner z.B. 150 000,- DM/Jahr.
- Neben anerkannten Arbeitsmedizinern kommen auch Chirurgen,
  Dermatologen, Orthopäden und Internisten mit der Zusatzbezeichnung Betriebsmedizin (siehe Kapitel C42.3) für dieses Aufgabengebiet in Frage. Allerdings hängt dies entscheidend vom
  jeweiligen Betrieb ab. Die Arbeitsmedizin entwickelt sich dynamisch,
  da regelmäßig Gesetzesänderungen, neue Unfallverhütungs-
  vorschriften oder neue Arbeitsplätze mit neuen Risiken und Belastungen entstehen.
- Ein überbetrieblicher betriebsärztlicher Dienst betreut durchschnittlich z.B. 100 Betriebe mit insgesamt 15 000 oder 20 000 Mitarbeitern.
  Hier wären dann beispielsweise vier Ärzte, ein Sicherheitsingenieur
  und geschultes Assistenzpersonal beschäftigt.
- Auch eine nebenberufliche Betriebsarzttätigkeit mit der Zusatzbe-
  zeichnung Betriebsmedizin (siehe Kapitel C42.3) ist gut möglich.
- Am 1.1.99 waren 3 393 Arbeitsmediziner registriert (+6,5% gegenüber
  1998), wovon 779 ohne ärztliche Tätigkeit waren. Niedergelassen
  waren 225.
- Weitere Informationen über den Berufsverband, die Landesanstalt für
  Arbeitsschutz NRW und arbeitsmedizinische Akademien [Adr.].
- Problematisch ist die geringe Zahl an Weiterbildungsstellen.
- Die hohen Kosten der arbeitsmedizinischen Kurse von je etwa 800,-
  DM sind oft ein Hinderungsgrund für eine Anstellung, wenn noch

**C
4**

kein Kurs abgeleistet wurde, da die Kosten dann vom Arbeitgeber übernommen werden müssen.

- Ein weiteres Betätigungsfeld ist eine Anstellung beim Bund oder Land als Gewerbearzt [Adr.], d.h. als arbeitsmedizinischer Sachverständiger der staatlichen Arbeitsschutzbehörden, wie z.B. Arbeitsministerien, Gewerbeaufsichtsämter und Bergbehörden. Zur Arbeit gehören die Bereiche Arbeitsphysiologie, Gewerbetoxikologie, Betriebshygiene sowie Fragen der Verhütung von Berufskrankheiten (Strahlen-, Umwelt und Arbeitsschutz) und ihrer Beurteilung. Weitere Arbeitsbereiche sind arbeitsmedizinische Vorsorgeuntersuchungen sowie die Überwachung bzw. Umsetzung gesetzlicher Arbeitsschutzvorschriften. Durch die enge Zusammenarbeit mit arbeitsmedizinischen Instituten können Gesundheitsgefahren erkannt und durch Vergleichs- und Reihenuntersuchungen, gewerbehygienische Untersuchungen am Arbeitsplatz oder klinische Beobachtungen und experimentelle Arbeiten bekämpft werden.
- Infos [Adr.].

Augenheilkunde

■ Arbeitsbedingungen und Tätigkeiten

Bei der Augenheilkunde handelt es sich um ein typisches "kleines Fach", das für viele Ärzte zu den spannendsten gehört. Anspruchsvoll ist die filigrane Kleinstarbeit, nicht nur bei Operationen. Weniger interessant sind die Standarduntersuchungen mit Anpassungen von Brillen und Kontaktlinsen. Starke Überschneidungen gibt es inhaltlich mit der Inneren Medizin und der Neurologie (z.B. Hypertonie, MS, Diabetes, zerebrale Tumoren), wobei der Vorteil in der Augenheilkunde in der hohen diagnostischen Präzision besteht: Fast alles ist zu sehen und zu messen.

■ Voraussetzungen für den Facharzt

Wegen geringer regionaler Unterschiede sollten Sie sich für eine ganz genaue Planung mit Ihrer zuständigen Landesärztekammer in Verbindung setzen.

- 5 Jahre an einer Weiterbildungsstätte, von denen 2 Jahre bei einem niedergelassenen Arzt abgeleistet werden können.
- Voraussetzung für die Zulassung zur Facharztprüfung ist die Erfüllung des "Op-Kataloges" und der Nachweis selbständig durchgeführter Untersuchungen wie Sonographien.

■ Zusatzausbildungen

- Fachkunde Laboruntersuchungen: $^1/_2$ Jahr.
- Fachkunde in Laserchirurgie in der Augenheilkunde: 1 Jahr.
- Fachkunde in Laserchirurgie höheren Schwierigkeitsgrades in der Augenheilkunde: 1 Jahr.
- Fachkunde in okulären Eingriffen höheren Schwierigkeitsgrades in der Augenheilkunde: 1 Jahr.
- Fachkunde in Augenmuskelchirurgie höheren Schwierigkeitsgrades in der Augenheilkunde: 1 Jahr.

■ Zahlen und Aussichten

- Die Aus- und Weiterbildungsplätze sind selten und werden fast nur an Universitätskliniken angeboten. Es ist daher günstig, in der Praxis eines niedergelassenen Ophthalmologen Erfahrungen zu sammeln, mit denen man sich anschließend in einer Klinik bewerben kann.
- Die Investitionskosten für eine ophthalmologische Praxis sind mit rund 430 000 DM recht hoch.
- Am 1.1.99 waren 7 789 Augenärzte registriert (+2,1% gegenüber 1998), wovon 1484 ohne ärztliche Tätigkeit waren. Niedergelassen waren 5 308.
- Offene Planungsbereiche (Stand 1/98; insgesamt 136 von 461 = 30%).

C
5

- Die Augenärzte erzielten 1996 Praxisüberschüsse vor Steuern von durchschnittlich 223 072 DM, in den neuen Ländern von 153 775 DM.
- Infos [Adr.].

C
5

Biochemie

■ Arbeitsbedingungen und Tätigkeiten

Hier bieten sich hauptsächlich Anstellungen an Universitäten an. Die Arbeitszeiten sind vielfach gleitend.

■ Voraussetzungen für den Facharzt

Wegen geringer regionaler Unterschiede sollten Sie sich für eine ganz genaue Planung mit Ihrer zuständigen Landesärztekammer in Verbindung setzen.

- 4 Jahre an einer Weiterbildungsstätte
  - anrechenbar 1 Jahr in Innere Medizin oder Kinderheilkunde.

■ Zahlen und Aussichten

- Mit dieser Weiterbildung konzentrieren Sie sich auf Forschung und Lehre.
- Am 1.1.99 waren 115 Biochemiker registriert (+17,3% gegenüber 1998), wovon 22 ohne ärztliche Tätigkeit waren. Niedergelassen war nur einer.
- Zur Einleitung einer klinisch-wissenschaftlichen Karriere ist das Fach sicher sehr geeignet.
- Es sind nur wenige Stellen verfügbar, die überwiegend an den Universitäten angesiedelt sind.
- Infos [Adr.].

C
6

Chirurgie

■ Arbeitsbedingungen und Tätigkeiten

Die Chirurgie ist zweifellos der handwerklichste medizinische Beruf. Patientenkontakte und besonders -gespräche spielen oft eine untergeordnete Rolle. Neben Kraft und Ausdauer (am OP-Tisch) sind auch hohe Fingerfertigkeit und Nervenstärke erforderlich, um in den Genuß der manchmal sehr raschen Erfolgserlebnisse zu gelangen. Die Anforderungen an die Nervenkraft entstehen besonders in der Notfallchirurgie von Unfallopfern, wenn die Indikation innerhalb kürzester Zeit gestellt werden muß. Auch bei kritischen Situationen während einer Operation muß der Chirurg stets die Ruhe bewahren und sich konzentriert um das aktuelle Problem kümmern. Allerdings geht die Nervenstärke oft mit einer eher geringen Sensibilität einher, und empfindsamere Gemüter haben in der Chirurgie einen schweren Stand. Dabei sind die chirurgischen Diagnosen längst nicht immer so klar, wie sie zu sein scheinen, und eine stärkere Betonung der Gesamtsituation eines Patienten bei der Indikationsstellung zur Operation wäre für die Zukunft wünschenswert.

Die zuerst selbständig durchgeführten Operationen sind in der allgemeinen Chirurgie meist die Appendektomie und der Leistenbruch, in der Unfallchirurgie meist Schrauben- und Plattenentfernungen. Um sich der eigentlichen Aufgabe, dem Operieren, zu widmen, müssen sich Chirurgen sehr langsam vom Zuschauer über die zweite und erste Assistenz zum Operateur emporarbeiten. Hier spielt die Größe der Klinik eine erhebliche Rolle: Je kleiner die Klinik, desto größer die Aussichten, bereits frühzeitig mit dem Operieren beginnen zu können.

Den Ruf, eine recht hierarchisch strukturierte Männerdomäne zu sein, trägt die Chirurgie immer noch zu Recht. Der Frauenanteil lag 1998 mit 10% weit unter dem Durchschnitt. Die körperlichen Anforderungen werden dadurch deutlich, daß das lange, oft bewegungslose Stehen im OP Chirurgen für Rückenbeschwerden und Varizen prädisponiert. Der Arbeitsbeginn ist meist recht früh (zwischen 6.30 und 7.00 Uhr). Die Arbeitszeiten sind alles andere als geregelt. Operationen, die komplizierter oder einfach länger als geplant verlaufen, führen dazu, daß Routine- und Stationsarbeiten anschließend mit oft erheblicher Verzögerung durchgeführt werden müssen.

■ Voraussetzungen für den Facharzt

Wegen geringer regionaler Unterschiede sollten Sie sich für eine ganz genaue Planung mit Ihrer zuständigen Landesärztekammer in Verbindung setzen.

- 5 Jahre an Weiterbildungsstätte, von denen 1 Jahr bei einem niedergelassenen Arzt absolviert werden kann:

  anrechenbar $1/2$ Jahr in Anästhesiologie

  oder Anatomie

  oder Herzchirurgie

  oder Kinderchirurgie

  oder Neurochirurgie

  oder Orthopädie

  oder Pathologie

  oder Plastische Chirurgie

  oder Urologie

  - $1/2$ Jahr in der nichtspeziellen chirurgischen Intensivmedizin.
  - In dieser Zeit muß ein "Op-Katalog" erfüllt werden. Informationen über die notwendigen Operationen erhalten Sie bei der zuständigen Landesärztekammer.

C
7

■ Zusatzausbildungen

- Fachkunde Laboruntersuchungen: $1/2$ Jahr.
- Fakultative Weiterbildung in spezieller chirurgischer Intensivmedizin: 2 Jahre an Weiterbildungsstätte, von denen $1 1/2$ Jahre zusätzlich zur Gebietsweiterbildung abgeleistet werden müssen. Anrechenbar ist $1/2$ Jahr Weiterbildung in Intensivmedizin während der Weiterbildung in Chirurgie.
- Schwerpunkt Gefäßchirurgie [Adr.]: 3 Jahre an Weiterbildungsstätte, von denen 2 Jahre zusätzlich zur Gebietsweiterbildung abgeleistet werden müssen.
- Schwerpunkt Thoraxchirurgie [Adr.]: 3 Jahre an Weiterbildungsstätte, von denen 2 Jahre zusätzlich zur Gebietsweiterbildung abgeleistet werden müssen. Anrechenbar ist $1/2$ Jahr im Schwerpunkt Pneumologie des Gebietes Innere Medizin.
- Schwerpunkt Unfallchirurgie [Adr.]: 3 Jahre an Weiterbildungsstätte, von denen 2 Jahre zusätzlich zur Gebietsweiterbildung abgeleistet werden müssen.
- Schwerpunkt Viszeralchirurgie: 3 Jahre an Weiterbildungsstätte, von denen 2 Jahre zusätzlich zur Gebietsweiterbildung abgeleistet werden müssen.
- Naheliegende Zusatzbezeichnungen: Handchirurgie (siehe Kapitel C42.7), Phlebologie (siehe Kapitel C42.12), physikalische Therapie (siehe Kapitel C42.13), plastische Operationen (siehe Kapitel C42.14).

■ Zahlen und Aussichten

- 1997 betrug der Praxisüberschuß niedergelassener Chirurgen durchschnittlich 172 635 DM (in den neuen Bundesländern 164 900 DM)
- Am 1.1.99 waren 18 857 Chirurgen registriert (+2,8% gegenüber 1998), wovon 3 429 ohne ärztliche Tätigkeit waren. Niedergelassen waren 3 768.
- Das Investitionsvolumen eines Chirurgen zur Niederlassung lag 1995 im Westen bei rund 650 000 DM.
- Offene Planungsbereiche (Stand 1/98; insgesamt 47 von 461 = 10%). Die Situation ist in der Unfall- und plastischen Chirurgie etwas günstiger.
- Die tatsächliche Weiterbildungszeit in der Chirurgie muß heute bei etwa 8 Jahren angesetzt werden, da es wegen der Konkurrenzsituation schwierig ist, die Anforderungen des Operationskatalogs zu erfüllen.
- Eine Niederlassung mit Durchgangsarzt-Tätigkeit (D-Arzt) ist zwar lukrativ, aber an den meisten Orten längst vergeben.
- Die Weiterbildungssituation ist durch einen Bewerbungsüberhang charakterisiert. Dieser kommt u.a. dadurch zustande, daß auch in Fächern wie z.B. Urologie oder Orthopädie eine 1jährige chirurgische Weiterbildung vorgeschrieben ist.
- In der Chirurgie gibt es immer noch Akzeptanzprobleme für Ärztinnen.
- Infos [Adr.].

Diagnostische Radiologie

■ Arbeitsbedingungen und Tätigkeiten

Wie der Name bereits sagt, handelt es sich hierbei um ein weitestgehend diagnostisches Fach. Therapien spielen nur als Empfehlungen an die überweisenden Fachrichtungen eine Rolle, ebenso ist der Patientenkontakt auf ein Minimum beschränkt. Selbstverständlich jedoch ist das Mitdenken des Radiologen gefragt, zumal die Anforderungen der Kollegen zu einer Röntgenaufnahme oft sehr unklar sind. Deshalb muß der Radiologe in der Lage sein, sich schnell einen Überblick über die Situation des Patienten zu verschaffen. Allerdings erfährt er nie, was aus dem Patienten geworden ist, dem er eine Diagnose gestellt hat. Die Hilfe am Menschen besteht in der Qualität seiner Diagnose. Je genauer diese ist, um so gezielter kann u.U. die Therapie ansetzen. Für den Patienten bleibt das Wirken des Radiologen im Hintergrund. Wichtig in diesem Fach ist, daß trotz aller Sicherheitsvorkehrungen die Strahlenbelastung erhöht ist, was besonders für Frauen im gebärfähigen Alter von großer Bedeutung ist. Bei bestehender Schwangerschaft darf von Gesetzes wegen nicht im Kontrollbereich gearbeitet werden, was für die Berufsplanung entscheidend sein kann. Da es sich bei der Radiologie um ein „Dienstleistungsfach" handelt, sind die Arbeitszeiten geregelt, die Anzahl der Dienste hält sich in Grenzen. Gelegentlich gibt es gar keine Dienste oder nur reine Rufbereitschaft.

■ Voraussetzungen für den Facharzt

Wegen geringer regionaler Unterschiede sollten Sie sich für eine ganz genaue Planung mit Ihrer zuständigen Landesärztekammer in Verbindung setzen.

- Technisches Verständnis.
- 5 Jahre an Weiterbildungsstätte, von denen 2 Jahre bei einem niedergelassenen Arzt absolviert werden können:
  - 1 Jahr klinische Weiterbildung im Stationsdienst
  - 4 Jahre Diagnostische Radiologie
    anrechenbar $1/2$ Jahr Nuklearmedizin
    oder $1/2$ Jahr Strahlentherapie.

Voraussetzung für die Zulassung zur Facharztprüfung ist der Nachweis einer Anzahl selbständig durchgeführter Anforderungen bei Erwachsenen, Kindern und in der Neuroradiologie.

■ Zusatzausbildungen

- Schwerpunkt Kinderradiologie: 2 Jahre an Weiterbildungsstätte, von denen 1 Jahr zusätzlich zur Gebietsweiterbildung abgeleistet werden muß. Außerdem muß 1 Jahr Kinderheilkunde nachgewiesen werden.

- Schwerpunkt Neuroradiologie: 2 Jahre an Weiterbildungsstätte, von denen 1 Jahr zusätzlich zur Gebietsweiterbildung abgeleistet werden muß. Außerdem muß 1 Jahr Neurologie oder Neurochirurgie nachgewiesen werden.

■ Zahlen und Aussichten

- Je mehr diagnostische Verfahren man beherrscht, desto größer werden die Chancen auf eine Anstellung.
- Der Praxisüberschuß betrug 1996 im Durchschnitt 232 595 DM, in den neuen Bundesländern 119 000 DM (-54,7% (!)).
- Am 1.1.99 waren 3 019 Diagnostische Radiologen registriert (+12,6% gegenüber 1998), wovon 290 ohne ärztliche Tätigkeit waren. Niedergelassen waren 856. Unter der alten Bezeichnung Radiologe waren 4 090 tätig (-1,9%), wovon 1094 ohne ärztliche Tätigkeit waren. Niedergelassen waren 1 477.
- Offene Planungsbereiche gab es 1/98 110 von 461 (= 24%).
- Die Aussichten in diesem Gebiet sind relativ gut. Es kommt verstärkt zur Zusammenarbeit zwischen radiologischen Großpraxen und kleineren Krankenhäusern, an denen noch kein Radiologe fest angestellt ist.
- Infos [Adr.].

C 8

Frauenheilkunde und Geburtshilfe

■ Arbeitsbedingungen und Tätigkeiten

Die Gynäkologie/Geburtshilfe wird oft zu den „kleinen" Fächern gerechnet, doch unterschätzt man dabei die Anforderungen dieses Fachgebietes. Auf der einen Seite steht die Untersuchung und Betreuung gesunder Frauen, nämlich bei Vorsorgeuntersuchungen und Schwangerschaft, auf der anderen die komplizierte gynäkologische Pathologie. Beschwerden und Fehlfunktionen gehen häufig auf psychosomatische und endokrinologische Ursachen zurück. Die Themen Menstruation, Sexualität, Empfängnis, Geburt, Mißbrauch und Wechseljahre berühren in ihrer ganzen Komplexität sehr intime Bereiche. Voraussetzung zur Behandlung dieser Beschwerden ist ein vertrauensvolles Verhältnis zwischen Gynäkologe und Patienten, das auch die psychosonalen Aspekte berücksichtigt. Das operative Spektrum in der Gynäkologie reicht von kleinen Kondylomabtragungen und Konisationen bis zur Mammaablatio und Uterusexstirpation. Auch urologische und plastisch-chirurgische Aspekte sowie Geschlechtsumwandlungen sind Teil der Gynäkologie. Die Sonographie ist eines der wichtigsten diagnostischen Instrumente in der Gynäkologie.

Die Geburtshilfe stellt einen besonderen und vielfach als sehr befriedigend empfundenen Teilbereich dieses Faches dar, hier kommt es auch zu Überschneidungen mit der Allgemeinmedizin und der Pädiatrie. Viele kleine Häuser haben gynäkologische Stationen mit kleinen Besetzungen, was gleichbedeutend mit zahlreichen Diensten ist. Da Geburten häufig nachts sind, muß in den Diensten regelmäßig viel gearbeitet werden.

■ Voraussetzungen für den Facharzt

Wegen geringer regionaler Unterschiede sollten Sie sich für eine ganz genaue Planung mit Ihrer zuständigen Landesärztekammer in Verbindung setzen.

● 5 Jahre an Weiterbildungsstätte, von denen mindestens 3 Jahre im Stationsdienst absolviert werden müssen; 2 Jahre können bei einem niedergelassenen Arzt abgeleistet werden. Anrechenbar sind
- $^1/_2$ Jahr Anatomie
  oder Humangenetik
  oder Pathologie
  oder Urologie.

Um sich zur Facharztprüfung anzumelden, benötigt man den Nachweis eines „Op-Katalogs" sowie den Nachweis selbständig durchgeführter diagnostischer Verfahren (z.B. Sonographie, Endoskopie).

C
9

■ Zusatzausbildungen

- Fachkunde Laboruntersuchungen: $1/2$ Jahr.
- Fachkunde Exfoliativ-Zytologie: Mindestzahl selbständig ausgewerteter Präparate.
- Fachkunde gynäkologische Aspirations- und Punktat-Zytologie des Genitales und der Mamma: Mindestzahl selbständig ausgewerteter Präparate.
- Fakultative Weiterbildung gynäkologische Endokrinologie und Reproduktionsmedizin: 2 Jahre an Weiterbildungsstätte, wovon $1^1/2$ Jahre zusätzlich zur Gebietsweiterbildung abgeleistet werden müssen.
- Fakultative Weiterbildung spezielle Geburtshilfe und Perinatalmedizin: 2 Jahre an Weiterbildungsstätte, wovon $1^1/2$ Jahre zusätzlich zur Gebietsweiterbildung abgeleistet werden müssen. Anrechenbar ist $1/2$ Jahr in der Kinderheilkunde.
- Fakultative Weiterbildung spezielle operative Gynäkologie: 2 Jahre an Weiterbildungsstätte, wovon $1^1/2$ Jahre zusätzlich zur Gebietsweiterbildung abgeleistet werden müssen. Anrechenbar ist $1/2$ Jahr in der Chirurgie.
- Naheliegende Zusatzbezeichnungen: Homöopathie (siehe Kapitel C42.8), medizinische Genetik (siehe Kapitel C42.10), Naturheilverfahren (siehe Kapitel C42.11), Psychotherapie (siehe Kapitel C42.16).

■ Zahlen und Aussichten

- Gynäkologen erzielten 1996 Praxisüberschüsse vor Steuern von durchschnittlich 203 545 DM, in den neuen Ländern von 118 000 DM.
- Am 1.1.99 waren 17 331 Gynäkologen registriert (+2,9% gegenüber 1998), wovon 3 004 ohne ärztliche Tätigkeit waren. Niedergelassen waren 9 799.
- Eine Praxisgründung kostet derzeit etwa 340 000 DM.
- Offene Planungsbereiche gab es 1/98 insgesamt 119 von 461 (= 26%).
- Die Beherrschung moderner Operationstechniken stellt einen wichtigen „Selektionsvorteil" dar.
- Eine Alternative bzw. zusätzliche Aufgabe für Gynäkologen ist die Tätigkeit als Beratungsarzt z.B. bei kirchlichen Einrichtungen oder Pro Familia.
- Infos [Adr.].

Hals-Nasen-Ohrenheilkunde (HNO)

■ Arbeitsbedingungen und Tätigkeiten
Die HNO-Heilkunde ist ein kleines Fach, das alle Altersgruppen umfaßt. Die Anforderungen bestehen in der manuellen und instrumentellen Untersuchung und filigraner Kleinarbeit. Das „Arbeitsgebiet" ist sehr eng umschrieben. Überschneidungen gibt es am ehesten zur Neurologie. Im Krankenhaus oder als Belegarzt führt der HNO-Arzt kleine, hochsensible Operationen durch, die sehr lange dauern können. Sie erfordern eine ruhige Hand, Fingerfertigkeit, Geduld und Durchhaltevermögen.

■ Voraussetzungen für den Facharzt
Wegen geringer regionaler Unterschiede sollten Sie sich für eine ganz genaue Planung mit Ihrer zuständigen Landesärztekammer in Verbindung setzen.

C 10

- 5 Jahre an Weiterbildungsstätte, von denen mindestens 3 Jahre im Stationsdienst absolviert werden müssen; 2 Jahre können bei einem niedergelassenen Arzt abgeleistet werden:
  - anrechenbar 1 Jahr in Phoniatrie und Pädaudiologie
  oder
  - anrechenbar $1/2$ Jahr in Anästhesiologie
    oder Anatomie
    oder Chirurgie
    oder Kinderheilkunde
    oder Mund-Kiefer-Gesichtschirurgie
    oder Neurochirurgie
    oder Pathologie
    oder Physiologie.
  Außerdem muß ein „Op-Katalog" erfüllt werden.

■ Zusatzausbildungen
- Fachkunde Laboruntersuchungen in der HNO-Heilkunde: $1/2$ Jahr.
- Fakultative Weiterbildung spezielle Hals-Nasen-Ohrenchirurgie: 2 Jahre an Weiterbildungsstätte, von denen $1^1/2$ Jahre zusätzlich zur Gebietsweiterbildung abgeleistet werden müssen.
- Naheliegende Zusatzbezeichnung: Allergologie (siehe Kapitel C42.1), Naturheilverfahren (siehe Kapitel C42.11), Stimm- und Sprachstörungen (siehe Kapitel C42.20).

■ Zahlen und Aussichten
- Weiterbildungsstätten sind eher rar, aber besser zu bekommen als in Augenheilkunde oder Haut- und Geschlechtskrankheiten. Gelegentlich können über die Tätigkeit bei einem niedergelassenen Arzt mit

Belegbetten Erfahrungen gesammelt und Kontakte zu einer Klinik geknüpft werden.

- Trotz der schlechten Perspektive sollten Interessierte nicht gleich aufgeben, wenn es mit der Weiterbildungsstelle nicht direkt klappt. Zur sinnvollen Überbrückung der Wartezeit eignen sich Auslandsaufenthalte und Hospitationen. Auch ein Quereinstieg über die Chirurgie ist denkbar, ebenso wie über die Mund-Kiefer-Gesichtschirurgie (siehe Kapitel C22), wenngleich es hier nur sehr wenige Stellen gibt. Auch die Anästhesie (siehe Kapitel C2) ist ein geeignetes „Ausweichfach", da man sich hierdurch gut auf HNO-Notfälle vorbereiten kann. Sicherung der Atemwege, Intubationen, Konio- und Tracheotomien gehören auch zur Ausbildung des Anästhesisten.
- Die HNO-Ärzte in den alten Bundesländern erzielten 1996 einen Praxisüberschuß vor Steuern von 250 790 DM und waren damit unter allen Fachgruppen die Spitzenverdiener. In den neuen Bundesländern kamen die HNO-Ärzte hingegen nur auf durchschnittlich 144 600 DM.
- Am 1.1.99 waren 6 330 HNO-Ärzte registriert (+2,5% gegenüber 1998), wovon 1 233 ohne ärztliche Tätigkeit waren. Niedergelassen waren 3 976.
- Die erforderliche Investition für die Niederlassung beläuft sich derzeit auf 420 000 DM im Westen und 340 000 DM im Osten.
- Offene Planungsbereiche gab es 1/98 insgesamt 105 von 461 = 23%).
- Infos [Adr.].

C 10

Haut- und Geschlechtskrankheiten

■ Arbeitsbedingungen und Tätigkeiten

In der Dermatologie ist in erster Linie die Erfahrung des Hautarztes gefragt. Apparative Untersuchungen spielen eine untergeordnete Rolle. Erst nach Jahren bekommt man ein Gefühl für die unterschiedlichen Erscheinungsformen der verschiedenen Krankheiten. Eine dermatologische Praxis hat einen sehr hohen „Durchlauf". 100 Patienten pro Tag sind keine Seltenheit. Allergien spielen eine herausragende Rolle. Weitere Überschneidungen mit der Inneren Medizin gibt es in den Bereichen Angiologie, Phlebologie, Tumorerkrankungen und Autoimmunerkrankungen. Allerdings sind in der Dermatologie viele Krankheiten nicht zu heilen, sondern allenfalls zu lindern. Auf der anderen Seite fordert die Haut als psychosomatisches Projektionsfeld oft den Dermatologen als Vertrauensarzt, der sich Zeit nehmen sollte. Eine psychotherapeutische Zusatzbezeichnung ist somit in der Dermatologie interessant. Eine besondere Herausforderung stellen die Geschlechtskrankheiten dar, die dieser Fachgruppe zugeordnet sind.

Die Ausbildungssituation in der Dermatologie ist schwierig. Um einen Weiterbildungsplatz zu bekommen, sollte man bereits während des Studiums, z.B. durch eine Promotionsarbeit oder im PJ, Verbindungen zu einer dermatologischen Abteilung knüpfen. Sonst helfen eigentlich nur noch Beziehungen. Ein Quereinstieg ist nicht möglich, da keine anderen Fächer angerechnet werden. Gelegentlich kann man über die Tätigkeit bei einem niedergelassenen Dermatologen mit Belegbetten den Kontakt zu einer Klinik herstellen.

C 11

■ Voraussetzungen für den Facharzt

Wegen geringer regionaler Unterschiede sollten Sie sich für eine ganz genaue Planung mit Ihrer zuständigen Landesärztekammer in Verbindung setzen.

- 4 Jahre an Weiterbildungsstätte, von denen mindestens 2 Jahre im Stationsdienst absolviert werden müssen; 2 Jahre können bei einem niedergelassenen Arzt abgeleistet werden.

Voraussetzung für die Anmeldung zur Facharztprüfung ist außerdem die Erfüllung eines (nicht sehr umfangreichen) Op-Kataloges und der Nachweis einer bestimmten Anzahl selbständig durchgeführter diagnostischer Verfahren (z.B. Probeexzisionen).

■ Zusatzausbildungen

- Fachkunde Laboruntersuchungen: $1/2$ Jahr.
- Naheliegende Zusatzbezeichnung: Allergologie (siehe Kapitel C42.1), Naturheilverfahren (siehe Kapitel C42.11), Psychotherapie (siehe Kapitel C42.16).

■ **Zahlen und Aussichten**

- Schwachstelle in der Wahl der Dermatologie als Fachgebiet ist das Problem der Weiterbildung. Die wenigen Assistentenstellen, die es in der Dermatologie zu besetzen gibt, sind meist auf Jahre hinaus vergeben. Dafür wurden allerdings mehr Stellen in Praxen geschaffen. Angesichts der recht vollen Planungsbereiche ist es jedoch fraglich, ob man damit angehenden Ärzten einen Gefallen tut, da sich an dieser Situation auf absehbare Zeit nichts ändern wird.
- Dermatologen erzielten 1996 Praxisüberschüsse vor Steuern von durchschnittlich 196 840 DM, in den neuen Ländern von 126 659 DM.
- Am 1.1.99 waren 5 581 Dermatologen registriert (+2,6% gegenüber 1998), wovon 1 152 ohne ärztliche Tätigkeit waren. Niedergelassen waren 3 521.
- Offene Planungsbereiche gab es in 1/98 insgesamt 78 von 461 (= 17%), womit sich die Zahl der offenen Planungsbereiche in dieser Fachgruppe in den letzten 5 Jahren halbiert hat.
- Infos [Adr.].

C 11

Herzchirurgie

■ Arbeitsbedingungen und Tätigkeiten
Nennenswerte Unterschiede zur allgemeinen Chirurgie bestehen nicht.

■ Voraussetzungen für den Facharzt
Wegen geringer regionaler Unterschiede sollten Sie sich für eine ganz genaue Planung und die Anforderungen des „Op-Katalogs" mit Ihrer zuständigen Landesärztekammer in Verbindung setzen.

- 6 Jahre an Weiterbildungsstätte:
  anrechenbar 2 Jahre in Chirurgie
  oder
  anrechenbar 1 Jahr Anästhesiologie
  oder in den Schwerpunkten Kardiologie oder Kinderkardiologie der Gebiete Innere Medizin oder Kinderheilkunde
  oder
  anrechenbar $1/2$ Jahr Anatomie
  oder Pathologie
  - $1/2$ Jahr in der nichtspeziellen herzchirurgischen Intensivmedizin.

■ Zusatzausbildungen
- Fachkunde Laboruntersuchungen: $1/2$ Jahr.
- Fakultative Weiterbildung in spezieller herzchirurgischer Intensivmedizin: 2 Jahre an Weiterbildungsstätte, von denen $1^1/2$ Jahre zusätzlich zur Gebietsweiterbildung abgeleistet werden müssen.
- Schwerpunkt Thoraxchirurgie [Adr.]: 3 Jahre an Weiterbildungsstätte, von denen 1 Jahr zusätzlich zur Gebietsweiterbildung abgeleistet werden muß. Anrechenbar ist $1/2$ Jahr im Schwerpunkt Pneumologie des Gebietes Innere Medizin.

■ Zahlen und Aussichten
- Der Unterschied zur Chirurgie besteht darin, daß eine Niederlassung als Herzchirurg kaum in Frage kommen dürfte.
- Am 1.1.99 waren 214 Herzchirurgen registriert (+24,4% gegenüber 1998), wovon 7 ohne ärztliche Tätigkeit waren. Niedergelassen war keiner.
- Infos [Adr.].

C
12

Humangenetik

■ Arbeitsbedingungen und Tätigkeiten
Die Hauptaufgabe in der Humangenetik besteht in der Beratung bei verschiedensten genetischen Problemstellungen. Die Zusammenarbeit mit der Gynäkologie ist am engsten. Hier gibt es durchaus auch Niederlassungsmöglichkeiten. Es gelten die Vorteile eines nichtklinischen Fachgebiets, d.h. keine Nacht- oder Wochenenddienste.

■ Voraussetzungen für den Facharzt
Wegen geringer regionaler Unterschiede sollten Sie sich für eine ganz genaue Planung mit Ihrer zuständigen Landesärztekammer in Verbindung setzen.
- 5 Jahre an Weiterbildungsstätte, von denen 1 Jahr bei einem niedergelassenen Arzt absolviert werden kann:
  - 1 Jahr im Stationsdienst in Augenheilkunde
    oder Haut- und Geschlechtskrankheiten
    oder Frauenheilkunde und Geburtshilfe
    oder Hals-Nasen-Ohrenheilkunde
    oder Innere Medizin
    oder Kinderheilkunde
    oder Neurologie
    oder Orthopädie
    oder Psychiatrie und Psychotherapie
    oder Urologie
  - 2 Jahre in genetischer Beratung
  - 1 Jahr im zytogenetischen Labor
  - 1 Jahr im molekulargenetischen Labor.

■ Zusatzausbildungen
- Fachkunde zytogenetische Labordiagnostik: 2 Jahre.
- Fachkunde molekulargenetische Labordiagnostik genetisch bedingter Krankheiten: 2 Jahre.

■ Zahlen und Aussichten
- Am 1.1.99 waren 160 Humangenetiker registriert (+10,3% gegenüber 1998), wovon neun ohne ärztliche Tätigkeit waren. Niedergelassen waren 36.
- Infos [Adr.].

C
13

Hygiene und Umweltmedizin

■ Arbeitsbedingungen und Tätigkeiten

Dieser Fachbereich teilt sich in die Teilgebiete Wasser-, Boden-, Luft- und Arbeitshygiene, Umweltmedizin und Umweltmikrobiologie. Die Arbeitsgebiete werden von Medizinern, Biologen und Chemikern und evtl. auch Arbeitsmedizinern, Technikern und Ingenieuren anderer Bereiche gemeinsam bearbeitet. Mit Hilfe einer guten Laborausstattung kann ein hygienisches Institut eine Vielzahl von in Umwelt und Humanproben vorkommenden chemischen Verbindungen und Substanzen quantitativ und qualitativ analysieren. Den weitgehend standardisierten chemischen, mikrobiologischen und toxikologischen Analysen sind jedoch immer Methoden der Probennahme und Probenaufbereitung vorangestellt, die an das jeweilige Umweltmedium (Luft-, Boden-, Wasser- oder Humanproben) angepaßt sein müssen. Zu einer guten universitären Laborausstattung gehören u.a. meist Atomabsorptionsspektrometer zur (Schwer-)Metallanalytik, Ionenchromatographen zur Quantifizierung von Anionen (z.B. Nitrat, Nitrit, Phosphat) und Kationen, Geräte zur Quantifizierung schwer verdampfbarer und polarer organischer Verbindungen und Gaschromatographen zur Quantifizierung unpolarer und verdampfbarer organischer Verbindungen. Für mikrobiologische Arbeiten stehen weitere Gerätschaften zur Verfügung. Hier gibt es auch viele Berührungspunkte mit der Mikrobiologie, was z.B. in den Weiterbildungsanforderungen erkennbar wird.

Im Rahmen der umweltmedizinischen Diagnostik stellen sich Patienten zur Abklärung individueller, möglicherweise umweltbezogener Problemstellungen vor. Dies geschieht u.U. in einer umweltmedizinischen Ambulanz. Die allgemeinen Symptome, Befunde und Krankheiten werden ausführlich dokumentiert. Zur Auswertung ist eine enge interdisziplinäre konsiliarische Zusammenarbeit mit klinischen Fachdisziplinen erforderlich. Es stehen dann ausgedehnte Laboruntersuchungen von Blut- und Gewebeproben an. Daraus entsteht gelegentlich die Notwendigkeit von Ortsbegehungen mit Probenentnahmen und Fremdstoffmessungen im Wohn- und Arbeitsumfeld.

Zur besseren Beurteilung humantoxikologisch relevanter (Fremd)-Stoffkonzentrationen im Schwellen-Dosis-Bereich in Innenräumen und an Arbeitsplätzen werden die Methoden der Umweltanalytik immer weiter verfeinert.

Organisatorisch gelten in der Hygiene und Umweltmedizin die Vorteile eines nichtklinischen Fachgebiets, d.h. keine Nacht- oder Wochenenddienste.

C
14

■ Voraussetzungen für den Facharzt

Wegen geringer regionaler Unterschiede sollten Sie sich für eine ganz genaue Planung mit Ihrer zuständigen Landesärztekammer in Verbindung setzen.

- 5 Jahre an Weiterbildungsstätte, von denen 1 Jahr bei einem niedergelassenen Arzt absolviert werden kann:
  - 1 Jahr im Stationsdienst in Anästhesie
    oder Chirurgie
    oder Frauenheilkunde und Geburtshilfe
    oder Hals-Nasen-Ohrenheilkunde
    oder Innere Medizin
    oder Kinderheilkunde
    oder Neurochirurgie
    oder Urologie.
  - 4 Jahre Hygiene und Umweltmedizin
    anrechenbar $1^1/_2$ Jahre Mikrobiologie und Infektionsepidemiologie
    oder
    anrechenbar 1 Jahr Arbeitsmedizin
    oder Pharmakologie und Toxikologie
    oder
    anrechenbar $^1/_2$ Jahr Pathologie
    oder Rechtsmedizin.

■ Zusatzausbildung

Je nachdem, wie weit dieser Weiterbildungsweg gegangen wird, ist die Zusatzbezeichnung Umweltmedizin (siehe Kapitel C42.22) geeignet.

■ Zahlen und Aussichten

- Am 1.1.99 waren 427 Hygieniker registriert (+2,2% gegenüber 1998), wovon fünf ohne ärztliche Tätigkeit waren. Niedergelassen waren vier.
- Die Hauptbetätigungsfelder für Hygieniker sind die Universitäten.
- Infos [Adr.].

C
14

Innere Medizin

■ Arbeitsbedingungen und Tätigkeiten

Die Innere Medizin gehört sicher zu den arbeitsintensivsten Fächern mit regelmäßig hohen Überstundenzahlen und häufigen Diensten. 14-15 Stunden pro Tag sind keine Seltenheit, wobei die Wochenenddienste nicht mitgerechnet sind. Internistische Erkrankungen sind meistens recht komplex und vielschichtig und setzen ein fundiertes theoretisches Wissen voraus. Intensive Patientenkontakte sind nötig, um organische und psychosoziale Aspekte zu berücksichtigen. Die große Zahl an alten und chronisch kranken Patienten in der Inneren Medizin läßt den Internisten immer mehr zum Begleiter werden - das Heilen einer Erkrankung tritt mehr und mehr in den Hintergrund. Notarzteinsätze und die Zusammenarbeit mit Reha-Kliniken gehören ebenso zum Alltag wie inhaltliche Überschneidungen mit neurologisch-psychiatrischen Erkrankungen. Die zahlreichen zu beherrschenden Funktionen wie Sonographie, EKG und Endoskopie fordern den Internisten von der diagnostischen Seite. Die Stationsarbeit in der Inneren Medizin ist äußerst arbeitsintensiv.

Die Situation in der Inneren Medizin macht es erforderlich, sich bereits frühzeitig zu spezialisieren, was meist auf Kosten einer breit angelegten Weiterbildung geht. In kleineren Häusern findet man eher die breite Ausbildung, während man sich in Uni-Kliniken recht bald in bestimmten Funktionsbereichen wiederfindet, die dann eingeübt und zusammen mit den dazugehörigen Krankheitsbildern eingehend bearbeitet werden können. Häufig ist damit ein Rotationsprinzip verbunden, das den Assistenten erlaubt, verschiedene Funktionsbereiche zu durchlaufen. Man ist so z.B. über definierte Zeitabschnitte hinweg überwiegend mit Kardiologie und EKG, Gastroenterologie und Endoskopie oder Hämatologie und Knochenmarkbiopsien beschäftigt. Die Anerkennung einer gewissen Zeit in der Inneren Medizin ist auf die meisten Facharztausbildungen möglich. Sie bietet daher die Möglichkeit, sich hinsichtlich einer möglichen Weiterbildung zu orientieren bzw. auf den ersehnten Weiterbildungsplatz zu warten, ohne „Zeit zu verlieren". Wer bei der Inneren Medizin bleibt, wird es zunehmend schwer haben, auch wenn ein fertiger Internist nicht nur in Krankenhaus und Praxis, sondern auch in Reha-Kliniken, Institutionen, bei Hilfsorganisationen und als Hausarzt seinen Platz finden kann.

■ Voraussetzungen für den Facharzt

Wegen geringer regionaler Unterschiede sollten Sie sich für eine ganz genaue Planung mit Ihrer zuständigen Landesärztekammer in Verbindung setzen.

C
15

- 6 Jahre an Weiterbildungsstätte, von denen 2 Jahre bei einem niedergelassenen Arzt absolviert werden können:
  - 4 Jahre im Stationsdienst
    anrechenbar 1 Jahr in Diagnostischer Radiologie
    oder Kinderheilkunde
    oder Klinische Pharmakologie
    oder Neurologie
    oder Pathologie
    oder Physikalische und Rehabilitative Medizin
    oder Physiologie
    oder Psychiatrie und Psychotherapie
    oder
    anrechenbar $1/_2$ Jahr Anästhesiologie
    oder Anatomie
    oder Arbeitsmedizin
    oder Biochemie
    oder Haut- und Geschlechtskrankheiten
    oder Laboratoriumsmedizin
    oder Mikrobiologie und Infektionsepidemiologie
    oder Nuklearmedizin
    oder Pharmakologie und Toxikologie
    oder Immunologie.

Die Anrechnungsfähigkeit entfällt, wenn insgesamt 2 Jahre der
Weiterbildung in fakultativen Weiterbildungen und in Schwerpunkten der Inneren Medizin abgeleistet werden.

Für die Facharztprüfung müssen verschiedene selbständig durchzu-
führende Anforderungen, darunter Sonographien, Gastroskopien,
Belastungs-EKGs etc., bestätigt sein.

■ Zusatzausbildungen

- Fachkunde Laboruntersuchungen: 1 Jahr.
- Fachkunde internistische Röntgendiagnostik: 1 Jahr.
- Fachkunde Sigmoido-Koloskopie in der Inneren Medizin: Mindest-
  zahl selbständig durchgeführter und befundeter Sigmoido-Kolosko-
  pien.
- Fakultative Weiterbildung klinische Geriatrie: 2 Jahre an Weiterbil-
  dungsstätte, von denen
- $1^1/_2$ Jahre zusätzlich zur Gebietsweiterbildung abgeleistet werden
  müssen.
- Fakultative Weiterbildung spezielle internistische Intensivmedizin:
  2 Jahre an Weiterbildungsstätte, von denen $1^1/_2$ Jahre zusätzlich zur
  Gebietsweiterbildung abgeleistet werden müssen.
- Schwerpunkt Angiologie [Adr.]: 2 Jahre an Weiterbildungsstätte, von
  denen $1^1/_2$ Jahre im Stationsdienst abgeleistet werden müssen. 1 Jahr

muß zusätzlich zur Gebietsweiterbildung absolviert werden. $^1/_2$ Jahr kann bei einem niedergelassenen Arzt verbracht werden.

- Schwerpunkt Endokrinologie [Adr.]: 2 Jahre an Weiterbildungsstätte, von denen $1^1/_2$ Jahre im Stationsdienst abgeleistet werden müssen. 1 Jahr muß zusätzlich zur Gebietsweiterbildung absolviert werden. $^1/_2$ Jahr kann bei einem niedergelassenen Arzt verbracht werden.
- Schwerpunkt Gastroenterologie: 2 Jahre an Weiterbildungsstätte, von denen 1 Jahr im Stationsdienst abgeleistet werden muß. 1 Jahr muß zusätzlich zur Gebietsweiterbildung absolviert werden. 1 Jahr kann bei einem niedergelassenen Arzt verbracht werden.
- Schwerpunkt Hämatologie und Internistische Onkologie [Adr.]: 2 Jahre an Weiterbildungsstätte, von denen 1 Jahr im Stationsdienst und $^1/_2$ Jahr in einem hämatologischen Labor abgeleistet werden müssen. 1 Jahr muß zusätzlich zur Gebietsweiterbildung absolviert werden. 1 Jahr kann bei einem niedergelassenen Arzt verbracht werden.
- Schwerpunkt Kardiologie [Adr.]: 2 Jahre an Weiterbildungsstätte, von denen $1^1/_2$ Jahre im Stationsdienst abgeleistet werden müssen. 1 Jahr muß zusätzlich zur Gebietsweiterbildung absolviert werden. $^1/_2$ Jahr kann bei einem niedergelassenen Arzt verbracht werden.
- Schwerpunkt Nephrologie [Adr.]: 2 Jahre an Weiterbildungsstätte, von denen 1 Jahr im Stationsdienst und $^1/_2$ Jahr in der Dialyse abgeleistet werden müssen. 1 Jahr muß zusätzlich zur Gebietsweiterbildung absolviert werden. $^1/_2$ Jahr kann bei einem niedergelassenen Arzt verbracht werden.
- Schwerpunkt Pneumologie [Adr.]: 2 Jahre an Weiterbildungsstätte, von denen 1 Jahr im Stationsdienst abgeleistet werden muß. 1 Jahr muß zusätzlich zur Gebietsweiterbildung absolviert werden. 1 Jahr kann bei einem niedergelassenen Arzt verbracht werden.
- Schwerpunkt Rheumatologie [Adr.]: 2 Jahre an Weiterbildungsstätte, von denen 1 Jahr im Stationsdienst abgeleistet werden muß. Anrechenbar sind $^1/_2$ Jahr in einer kinderrheumatologischen Abteilung oder im Schwerpunkt Rheumatologie des Gebietes Orthopädie oder in einer physikalisch-therapeutischen Abteilung. 1 Jahr muß zusätzlich zur Gebietsweiterbildung absolviert werden.
- Naheliegende Zusatzbezeichnungen: Allergologie (siehe Kapitel C42.1), Chirotherapie (siehe Kapitel C42.5), Homöopathie (siehe Kapitel C42.8), Naturheilverfahren (siehe Kapitel C42.11), Phlebologie (siehe Kapitel C42.12), physikalische Therapie (siehe Kapitel C42.13), Psychotherapie (siehe Kapitel C42.16), Rehabilitationswesen (siehe Kapitel C42.17), Rettungsmedizin (siehe Kapitel C42.23), Sozialmedizin (siehe Kapitel C42.18), Sportmedizin (siehe Kapitel C42.19), Tropenmedizin (siehe Kapitel C42.21), Umweltmedizin (siehe Kapitel C42.22).

C
15

■ Zahlen und Aussichten

- Die Internisten in den alten Bundesländern erzielten 1996 einen Praxisüberschuß vor Steuern von 206 600 DM. In den neuen Bundesländern kamen die Internisten hingegen auf durchschnittlich 164 600 DM.
- Am 1.1.99 waren 41 935 Internisten registriert (+2,9% gegenüber 1998), wovon 7 921 ohne ärztliche Tätigkeit waren. Niedergelassen waren 16 890.
- Offene Planungsbereiche gab es 1/98 insgesamt 127 von 461 (= 28%).
- Für die Praxisneugründung muß ein Internist derzeit rund 470 000 DM investieren.
- Die noch freien Kassenarztsitze werden aufgrund der derzeitigen Zahl an Weiterbildungsassistenten voraussichtlich in wenigen Jahren belegt sein.
- Chancen gibt es praktisch nur noch mit Schwerpunkten und Zusatzbezeichnungen (am ehesten Rheumatologie und Nephrologie).
- Für gehobene Positionen sind Publikationen und eventuell eine Habilitation inzwischen sehr wichtig.
- Innere Medizin ist für einige Gebiete Pflichtfach und auf viele Gebiete anrechenbar, so daß es ähnlich wie in der Chirurgie zu einem Bewerberüberhang kommt.
- Infos [Adr.].

Kinderchirurgie

■ Arbeitsbedingungen und Tätigkeiten
Es bestehen keine wesentlichen Unterschiede zur allgemeinen Chirurgie.

■ Voraussetzungen für den Facharzt
Wegen geringer regionaler Unterschiede sollten Sie sich für eine ganz genaue Planung mit Ihrer zuständigen Landesärztekammer in Verbindung setzen.
- 6 Jahre an Weiterbildungsstätte, von denen 1 Jahr bei einem niedergelassenen Arzt absolviert werden kann:
  - $4^1/_2$ Jahre Kinderchirurgie
    anrechenbar 1 Jahr in Anästhesiologie
    oder Anatomie
    oder Chirurgie
    oder Neurochirurgie
    oder Orthopädie
    oder Pathologie
    oder Urologie
  - $^1/_2$ Jahr in der nichtspeziellen kinderchirurgischen Intensivmedizin
  - 1 Jahr Kinderheilkunde.
  Zusätzlich muß ein „Op-Katalog" erfüllt werden.

■ Zusatzausbildungen
- Fachkunde Laboruntersuchungen: $^1/_2$ Jahr.
- Fakultative Weiterbildung spezielle kinderchirurgische Intensivmedizin: 2 Jahre an Weiterbildungsstätte, von denen $1^1/_2$ Jahre zusätzlich zur Gebietsweiterbildung abgeleistet werden müssen.

■ Zahlen und Aussichten
- Am 1.1.99 waren 268 Kinderchirurgen registriert (+13,1% gegenüber 1998), wovon 23 ohne ärztliche Tätigkeit waren. Niedergelassen waren 46.
- Infos [Adr.].

C
16

Kinderheilkunde

■ Arbeitsbedingungen und Tätigkeiten

„Kinder sind keine kleinen Erwachsenen" ist sicher einer der wichtigsten Sätze in diesem Fachgebiet. Scheinbar alltägliche Untersuchungen, wie „in den Mund zu schauen", müssen auf spielerische Weise integriert werden. Viele Patienten können noch gar nicht sprechen, und wenn sie sprechen können, sind sie damit noch lange nicht in der Lage, dem Arzt ihre Beschwerden differenziert zu schildern. Ein sicherer Umgang mit Kindern und hohe soziale Kompetenz sind wichtige Anforderungen an einen angehenden Pädiater. Die Patienten haben ihre eigene Physiologie und ihre eigenen Krankheitsbilder. Die häufigsten Erkrankungen in der Praxis sind (Virus-)Infekte aller Art, die sich als Mittelohrentzündung, Atemwegserkrankung oder Durchfallerkrankung äußern. Multimorbidität ist selten, erfolgreiche Heilung häufig. Kinder haben aber auch ihre eigene Psychologie. Sie sind oft geradeheraus, und der Umgang mit ihnen wird vielfach als offener und freier empfunden. Das Heucheln beherrschen Kinder noch nicht so gut wie Erwachsene. Aber die Kinder sind nie alleine. Die Eltern sind oft kritischer als sie es bei sich selber wären. Intensive Aufklärungs- und Beratungsgespräche mit den Eltern gehören zum Alltag. Die Kinderheilkunde gehört zu den arbeitsintensivsten Fächern mit regelmäßig hohen Überstundenzahlen und häufigen Diensten, doch wird die Arbeit im Gegensatz zu vielen anderen Fachbereichen als recht befriedigend empfunden.

■ Voraussetzungen für den Facharzt

Wegen geringer regionaler Unterschiede sollten Sie sich für eine ganz genaue Planung mit Ihrer zuständigen Landesärztekammer in Verbindung setzen.

- 5 Jahre an Weiterbildungsstätte, von denen 1 Jahr bei einem niedergelassenen Arzt abgeleistet werden kann:
  - $^1/_2$ Jahr in der nichtspeziellen pädiatrischen Intensivmedizin
  - $3^1/_2$ Jahre Stationsdienst
    anrechenbar 1 Jahr in Kinderchirurgie
    oder Kinder- und Jugendpsychiatrie und -psychotherapie
    oder im Schwerpunkt Kinderradiologie des Gebietes Diagnostische Radiologie
    oder
    anrechenbar $^1/_2$ Jahr Anästhesiologie
    oder Anatomie
    oder Biochemie
    oder Diagnostische Radiologie
    oder Frauenheilkunde und Geburtshilfe

C
17

oder Haut- und Geschlechtskrankheiten
oder Hals-Nasen-Ohrenheilkunde
oder Humangenetik
oder Hygiene und Präventive Umweltmedizin
oder Innere Medizin
oder Klinische Pharmakologie
oder Mikrobiologie und Infektionsepidemiologie
oder Neurologie
oder Orthopädie
oder Pathologie
oder Pharmakologie und Toxikologie
oder Psychiatrie und Psychotherapie
oder Strahlentherapie
oder Immunologie.

- Die Anrechnungsfähigkeit entfällt, wenn insgesamt 1 Jahr im Schwerpunkt Kinderkardiologie abgeleistet wurde.
- Tätigkeiten im Schwerpunkt Kinderkardiologie werden bis zu 1 Jahr, in Neonatologie bis zu $1/2$ Jahr angerechnet.
- Zusätzlich müssen eine bestimmte Anzahl selbständig durchgeführter Anforderungen (z.B. Sonographie) nachgewiesen werden.

C
17

■ Zusatzausbildungen

- Fachkunde Laboruntersuchungen in der Kinderheilkunde: 1 Jahr.
- Fakultative Weiterbildung in spezieller pädiatrischer Intensivmedizin: 2 Jahre, von denen
- $1^{1}/_{2}$ Jahre zusätzlich zur Gebietsweiterbildung abgeleistet werden müssen.
- Schwerpunkt Kinderkardiologie [Adr.]: 2 Jahre an Weiterbildungsstätte, davon $1^{1}/_{2}$ Jahre im Stationsdienst. 1 Jahr muß zusätzlich zur Gebietsweiterbildung abgeleistet werden.
- Schwerpunkt Neonatologie [Adr.]: 2 Jahre an Weiterbildungsstätte. 1 Jahr muß zusätzlich zur Gebietsweiterbildung abgeleistet werden. Anrechenbar ist $1/2$ Jahr Anästhesiologie oder Frauenheilkunde und Geburtshilfe.
- Sinnvolle Zusatzbezeichnungen sind Allergologie (siehe Kapitel C42.1) und Naturheilverfahren (siehe Kapitel C42.11).

■ Zahlen und Aussichten

- Die Weiterbildungssituation ist ausgesprochen schlecht. Die Nachfrage nach freien Stellen übertrifft das Angebot um das 100fache.
- Die Pädiater in den alten Bundesländern erzielten 1996 einen Praxisüberschuß vor Steuern von 174 337 DM. In den neuen Bundesländern kamen die Pädiater hingegen auf durchschnittlich 116 200 DM.
- Am 1.1.99 waren 14 353 Pädiater registriert (+1,9% gegenüber 1998), wovon 3 309 ohne ärztliche Tätigkeit waren. Niedergelassen waren 6 191.

- Offene Planungsbereiche gab es 1/98 insgesamt 68 von 461 (= 15%).
- Die Niederlassungsaussichten für den fertigen Pädiater sind eher schlecht. In ländlichen Gebieten in Gemeinschaft mit dem dortigen Landarzt sind Niederlassungen noch gut möglich. Gesundheitsämter sind ebenso wie die Neuropädiatrie als mögliche Nischen zu betrachten.
- Infos [Adr.].

C
17

Kinder- und Jugendpsychiatrie und -psychotherapie

■ Arbeitsbedingungen und Tätigkeiten

Das Arbeitsprofil ähnelt logischerweise sowohl der Kinderheilkunde (siehe Kapitel C17) als auch der Psychiatrie und Psychotherapie (siehe Kapitel C36).

■ Voraussetzungen für den Facharzt

Wegen geringer regionaler Unterschiede sollten Sie sich für eine ganz genaue Planung mit Ihrer zuständigen Landesärztekammer in Verbindung setzen.

- 5 Jahre an Weiterbildungsstätte, wovon 2 Jahre bei einem niedergelassenen Arzt abgeleistet werden können:
  1 Jahr Kinderheilkunde oder Psychiatrie und Psychotherapie; anrechenbar $1/2$ Jahr Neurologie
  4 Jahre Kinder- und Jugendpsychiatrie und -psychotherapie, davon 2 Jahre im Stationsdienst.
  Weiterhin müssen u.a. lehrpsychotherapeutische Stunden, Teilnahme an Balint- und Supervisionsgruppen nachgewiesen werden.

■ Zahlen und Aussichten

- Dieses Gebiet unterliegt (noch) nicht der Zulassungssperre. Möglicherweise wird jedoch deshalb von vielen Ärzten in Weiterbildung ein Ausweichen auf dieses Fachgebiet erwogen, was die Zulassungsbeschränkung beschleunigen dürfte.
- Weiterbildungsstellen sind rar.
- Am 1.1.99 waren 270 Kinder- und Jugendpsychiater und -psychotherapeuten registriert (+31,7% gegenüber 1998), wovon 25 ohne ärztliche Tätigkeit waren. Niedergelassen waren 101.

C 18

Klinische Pharmakologie

■ Arbeitsbedingungen und Tätigkeiten

In diesem Fachbereich befaßt man sich überwiegend mit Studien der Phase I. Dazu gehören Untersuchungen aus den Bereichen Humantoxikologie und Arzneimittelmetabolismus sowie tierexperimentelle Untersuchungen von Arzneimitteln.

Das Ziel ist eine möglichst genaue Beschreibung der Pharmakokinetik, woraus sich dann die therapeutischen Dosen für eine erste klinische Prüfung an gesunden Probanden (Phase II) ableiten lassen (siehe auch Kapitel F6).

■ Voraussetzungen für den Facharzt

Wegen geringer regionaler Unterschiede sollten Sie sich für eine ganz genaue Planung mit Ihrer zuständigen Landesärztekammer in Verbindung setzen.

- 5 Jahre an Weiterbildungsstätte, von denen 1 Jahr bei einem niedergelassenen Arzt abgeleistet werden kann:
  - 1 Jahr Pharmakologie und Toxikologie an einem experimentell-pharmakologischen Institut
  - 4 Jahre Klinische Pharmakologie, davon 2 Jahre in enger Verbindung mit klinischen Abteilungen, und davon 1 Jahr im Stationsdienst
    anrechenbar 1 Jahr in Anästhesiologie
    oder Chirurgie
    oder Frauenheilkunde und Geburtshilfe
    oder Innere Medizin
    oder Kinderheilkunde
    oder Psychiatrie und Psychotherapie.

■ Zusatzausbildungen

- Management-Fortbildungsseminar Bereichsassistent Marketing (siehe Kapitel G5).

■ Zahlen und Aussichten

- Laut Tarifvertrag der chemischen Industrie bekommt ein diplomierter Akademiker rund 78 000,- DM Einstiegsbruttogehalt, ein promovierter Akademiker ca. 90 000,- DM. Nach 2 Jahren werden diese Tarifabsprachen verlassen, und erfahrungsgemäß steigt dann der Lohn auf ca. 110 000,- DM mit weiterer Entwicklungsmöglichkeit. Derzeit verdient etwa ein Drittel der Ärzte in der Pharmaindustrie bis 150 000,- DM, ein Drittel 150 000,- bis 180 000,- DM und ein Drittel über 180 000,- DM.
- Die Arbeitsverträge sind in der Regel unbefristet.

- Für eine spätere Bewerbung in einem Krankenhaus sind die Aussichten trotz meist intensiver wissenschaftlicher Erfahrung nicht gut. Anstellungen finden sich in der Pharmaindustrie sowie bei Zulassungsbehörden.
- Am 1.1.98 waren 632 Klinische Pharmakologen registriert (+1,9% gegenüber 1997), von denen 293 ohne ärztliche Tätigkeit waren (21,8%). Niedergelassen waren 434.
- Am 1.1.99 waren 176 Klinische Pharmakologen registriert (+6,0% gegenüber 1998), wovon 14 ohne ärztliche Tätigkeit waren. Niedergelassen waren 2.
- Infos [Adr.].

C
19

Laboratoriumsmedizin

■ Arbeitsbedingungen und Tätigkeiten

In der Laboratoriumsmedizin findet praktisch kein Kontakt zum Patienten statt, weil es sich mehr noch als in der Radiologie um ein diagnostisches Fach handelt. Die Arbeitszeiten sind deshalb auch geregelt. Der Austausch mit Kollegen ist dafür recht intensiv, wenngleich sich dies meist auf telefonische Kontakte beschränkt, bei denen Fragestellungen abgeklärt und Befunde diskutiert werden. Aber auch die Beratung und Unterstützung der anfordernden Ärzteschaft bei Vorsorge, Diagnose, Verlaufsbeobachtung und Therapie gehört zu der Tätigkeit eines Laborarztes. Wichtig ist die ständige Aktualisierung der eigenen Kenntnisse hinsichtlich technischer Neuerungen durch Literatursicht, Kongreßbesuche usw.

■ Voraussetzungen für den Facharzt

C 20

Wegen geringer regionaler Unterschiede sollten Sie sich für eine ganz genaue Planung mit Ihrer zuständigen Landesärztekammer in Verbindung setzen.

- 5 Jahre an Weiterbildungsstätte; 3 Jahre können bei einem niedergelassenen Arzt abgeleistet werden:
  - 1 Jahr Innere Medizin (Akutkrankenhaus)
    anrechenbar $1/2$ Jahr Kinderheilkunde
  - 4 Jahre Laboratoriumsmedizin, davon 1 Jahr in medizinischer Mikrobiologie, 1 Jahr in medizinischer Immunologie und 1 Jahr in klinischer Chemie.

■ Zusatzausbildungen

- Naheliegende Zusatzbezeichnungen: Bluttransfusionswesen (siehe Kapitel C42.4).

■ Zahlen und Aussichten

- Häufig findet man Anschluß an große Laborpraxen mit gelegentlich 100 Mitarbeitern.
- Wegen des häufig erforderlichen Wechsels ist es kaum möglich, die Weiterbildungszeit in 5 Jahren abzuleisten.
- Dieses Gebiet unterliegt (noch) nicht der Zulassungssperre. Aus diesem Grund wird jedoch möglicherweise von vielen Ärzten in Weiterbildung ein Ausweichen auf dieses Fachgebiet erwogen, was die Zulassungsbeschränkung beschleunigen dürfte.
- Am 1.1.99 waren 1 215 Laborärzte registriert (+0,4% gegenüber 1998), wovon 291 ohne ärztliche Tätigkeit waren. Niedergelassen waren 479.
- Infos [Adr.].

Mikrobiologie und Infektionsepidemiologie

■ Arbeitsbedingungen und Tätigkeiten

Ähnlich wie bei der Laboratoriumsmedizin handelt es sich um ein diagnostisches Fach mit wenig Patientenkontakt. Die technischen Neuerungen der letzten (und der kommenden) Jahre verändern das Berufsbild des Mikrobiologen. Der Erregernachweis per Nukleinsäurenachweis mittels DNA-Chip-Technologie wird das klassische Anlegen, Ansetzen und Ablesen von Platten sowie biochemische und serologische Tests rasch ersetzen. Dies ermöglicht eine Automatisierung in ähnlichem Umfang wie in der Klinischen Chemie. Damit ist eine Existenzberechtigung für die Spezialisierung zum medizinischen Mikrobiologen hinfällig, denn die Automaten können auch von Ärzten anderer Fachdisziplinen (klinische Chemiker, Pathologen, Internisten) bedient werden. Die Zukunft der medizinischen Mikrobiologie liegt im Erwerb infektiologischer Kompetenz und der Demonstration und Anwendung dieser Kompetenz in der Interaktion mit Kollegen zahlreicher klinischer Disziplinen. In der Regel wird dies auf der Station bzw. am Krankenbett geschehen. Der Mikrobiologe wird also zukünftig mehr Patientenkontakte haben. Es wird evtl. schon in nächster Zeit zur Einführung einer Zusatzbezeichnung oder eines Teilgebietes Infektiologie kommen. Die Weiterbildung zum Facharzt ist wegen der geringen Zahl ermächtigter Ärzte praktisch nur in Uni-Kliniken möglich.

Nach 1,5–2 Jahren Einarbeitung füllt die Routinetätigkeit die Arbeitszeit nicht mehr aus. Spätestens dann wird eine Forschungstätigkeit von den Assistenzärzten verlangt, die nicht nur während der geregelten Arbeitszeit zu erledigen ist. Wochenend-Tagdienste sind die Regel, Nacht-Rufbereitschaften etwa in der Hälfte der Fälle. Da die Zahl der Assistenzärzte pro Institut relativ klein ist (3–8), hat man u.U. häufig Dienst. Spezialisierungsmöglichkeiten in der Routinetätigkeit sind abhängig von der Organisation des Instituts (Virologie, Immunologie, Krankenhaushygiene, Impfungen, Epidemiologie).

■ Voraussetzungen für den Facharzt

Wegen geringer regionaler Unterschiede sollten Sie sich für eine ganz genaue Planung mit Ihrer zuständigen Landesärztekammer in Verbindung setzen.

- 5 Jahre an Weiterbildungsstätte; 2 Jahre können bei einem niedergelassenen Arzt absolviert werden:
  - 1 Jahr Stationsdienst in Chirurgie
    oder Innere Medizin
    oder Kinderheilkunde
    4 Jahre Mikrobiologie und Infektionsepidemiologie
    anrechenbar 1 Jahr Hygiene und präventive Umweltmedizin.

C
21

- Während der Weiterbildungszeit muß die fortlaufende Zusammenarbeit mit Ärzten in klinischen Abteilungen (Innere, Chirurgie, Kinderheilkunde, Intensivmedizin) gewährleistet sein.

■ Zahlen und Aussichten

- Die Weiterbildungssituation ist bei der z.Zt. relativ geringen Nachfrage eher günstig.
- Am 1.1.99 waren 757 Mikrobiologen registriert (+4,8% gegenüber 1998), wovon 170 ohne ärztliche Tätigkeit waren. Niedergelassen waren 143.
- Die Eröffnung einer neuen Praxis erfordert wegen des notwendigen Geräteparks eine sehr hohe Anfangsinvestition. Erschwerend kommt hinzu, daß eine überregionale Konkurrenz zu Großpraxen mit 200 bis 1000 Mitarbeitern besteht.
- Es besteht die Möglichkeit, die Leitung eines mikrobiologischen Labors innerhalb von Zentrallaboratorien größerer Kliniken zu übernehmen. Weitere Anstellungsmöglichkeiten gibt es in öffentlichen Ämtern und Institutionen (Bundesgesundheitsministerium [Adr.], Robert-Koch-Institut [Adr.], Paul-Ehrlich-Institut [Adr.], verschiedenen Landesbehörden für Landschafts- und Gewässerschutz oder Straßenbau, Gesundheitsämter). In der Industrie ist man überwiegend mit der Antibiotika- und Impfstoffentwicklung bzw. -testung oder mit Produkt- und Lebensmittelhygiene befaßt.
- Infos [Adr.].

C
21

Mund-Kiefer-Gesichtschirurgie (MKG)

■ Arbeitsbedingungen und Tätigkeiten

Das Besondere an diesem Fach ist das Doppelstudium von Medizin und Zahnmedizin, eine Doppelausbildung, die es in sich hat. Zum Medizinstudium mit seinen vielen Prüfungen kommt noch das aufwendige und teure Zahnmedizinstudium hinzu. Da für die MKG-Chirurgie das Zweitstudium der Zahnmedizin unerläßlich ist, erhalten die Zweitstudenten weiterhin Bafög. Es empfiehlt sich, den Zahnmedizinstudiengang bereits während des PJ anzustreben, da man in diesem Fall als Erststudienbewerber größere Chancen hat, als wenn man sich erst nach Abschluß des Medizinstudiums darum bemüht.

■ Voraussetzungen für den Facharzt

Wegen geringer regionaler Unterschiede sollten Sie sich für eine ganz genaue Planung mit Ihrer zuständigen Landesärztekammer in Verbindung setzen.

C 22

- 4 Jahre an Weiterbildungsstätte; 1 Jahr kann bei einem niedergelassenen Arzt abgeleistet werden:
  - davon mindestens $2^1/_2$ Jahre im Stationsdienst
    anrechenbar 1 Jahr Chirurgie
    oder
    anrechenbar $^1/_2$ Jahr in Anästhesiologie
    oder Hals-Nasen-Ohrenheilkunde,
- zudem muß ein recht umfangreicher „Op-Katalog" erfüllt werden.

■ Zusatzausbildungen

- Fachkunde Laboruntersuchungen in der Mund-Kiefer-Gesichtschirurgie: $^1/_2$ Jahr.

■ Zahlen und Aussichten

- Aufgrund des Zweitstudiums der Zahnmedizin kann man natürlich auch als Zahnarzt tätig werden, was die persönlichen Chancen auf eine Anstellung bzw. erfolgreiche Niederlassung deutlich steigert.
- Dieses Gebiet unterliegt (noch) nicht der Zulassungssperre. Aus diesem Grund wird von Ärzten in Weiterbildung sicher ein Ausweichen auf dieses Fachgebiet erwogen. Allerdings dürften nur wirklich Interessierte diesen mühsamen Ausbildungsweg einschlagen.
- Am 1.1.99 waren 1 211 Mund-Kiefer-Gesichtschirurgen registriert (+4,8% gegenüber 1998), wovon 163 ohne ärztliche Tätigkeit waren. Niedergelassen waren 698.
- Infos [Adr.].

Nervenheilkunde

■ Arbeitsbedingungen und Tätigkeiten
Das Tätigkeitsfeld umfaßt die gesamte Psychiatrie und Neurologie
(siehe Kapitel C36 bzw. C25).

■ Voraussetzungen für den Facharzt
Diese Facharztbezeichnung kann nur noch in wenigen Bundesländern
(z.B. Bayern) erworben werden. Sie sollten sich daher bei Ihrer
zuständigen Landesärztekammer erkundigen, ob die „Nervenheilkunde" in der Weiterbildungsordnung aufgeführt ist.
- 6 Jahre an Weiterbildungsstätte, von denen 2 Jahre bei einem niedergelassenen Arzt abgeleistet werden können:
  - 3 Jahre Neurologie, davon 2 Jahre Stationsdienst
    anrechenbar 1 Jahr Innere Medizin
    oder
    anrechenbar $1/_2$ Jahr Neurochirurgie
    oder Neuropathologie
    oder Neurophysiologie
  - 3 Jahre Psychiatrie und Psychotherapie, davon 2 Jahre Stations-
    dienst
    anrechenbar 1 Jahr Kinder- und Jugendpsychiatrie und
    -psychotherapie
    oder
    anrechenbar $1/_2$ Jahr Medizinpsychologie.

■ Zusatzausbildungen
- Fachkunde Laboruntersuchungen in der Nervenheilkunde: 6 Monate.
- Fakultative Weiterbildung klinische Geriatrie: 2 Jahre an Weiterbil-
  dungsstätte, davon $1^1/_2$ Jahre zusätzlich zur Gebietsweiterbildung.
- Naheliegende Zusatzbezeichnungen: Psychoanalyse (siehe Kapitel
  C42.15), Psychotherapie (siehe Kapitel C42.16).

■ Zahlen und Aussichten
Bei den Angaben über Bedarfsplanung und Einkommen wurde nicht
zwischen Nervenheilkunde, Psychiatrie und Neurologie differenziert.
- Am 1.1.99 waren 7 190 Nervenärzte registriert (-2,6% gegenüber
  1998), wovon 1 437 ohne ärztliche Tätigkeit waren. Niedergelassen
  waren 3 264.
- Die Nervenheilkundler, Psychiater und Neurologen erzielten in den
  alten Bundesländern 1996 einen Praxisüberschuß vor Steuern von
  178 368 DM. In den neuen Bundesländern kamen sie hingegen auf
  durchschnittlich 182 600 DM. Damit sind die drei hierunter zusam-
  mengefaßten Fachgruppen die einzigen, bei denen der durchschnittli-

che Praxisüberschuß in den neuen Bundesländern höher liegt als in
den alten.
- Offene Planungsbereiche gab es 1/98 insgesamt 136 von 461 (= 30%),
  womit Nervenheilkunde, Psychiatrie und Neurologie relativ gute
  Chancen bieten.
- Infos [Adr.].

C
23

Neurochirurgie

■ Arbeitsbedingungen und Tätigkeiten

Die Arbeit ist meist noch filigraner als in der Allgemeinchirurgie. Es werden vermehrt modernste Operationsinstrumente eingesetzt. Der neurologische Teil spielt sich zu einem großen Teil auf der Intensivstation ab, da es sich vielfach um lebensbedrohliche Erkrankungen und Eingriffe handelt, d.h. die Patienten sind oft sediert oder komatös. Allerdings bestehen neurochirurgische Eingriffe nicht nur aus spektakulären Hirnoperationen, sondern häufiger z.B. aus einfachen Laminektomien zur Entfernung eines Bandscheibenvorfalls. Gegenüber der Neurochirurgie gibt es, wie auch gegenüber der Psychiatrie, leider erhebliche Berührungsängste.

■ Voraussetzungen für den Facharzt

C 24

Wegen geringer regionaler Unterschiede sollten Sie sich für eine ganz genaue Planung mit Ihrer zuständigen Landesärztekammer in Verbindung setzen.

- 6 Jahre an Weiterbildungsstätte, von denen 1 Jahr bei einem niedergelassenen Arzt absolviert werden kann:
  - 4 Jahre Stationsdienst
    anrechenbar 1 Jahr Chirurgie
    oder Neurologie
    oder Neuroanatomie
    oder Neurophysiologie
    oder im Schwerpunkt Neuroradiologie des Gebietes Diagnostische Radiologie
    oder Orthopädie
    oder
    anrechenbar $1/2$ Jahr in Anästhesiologie
    oder Anatomie
    oder Augenheilkunde
    oder Hals-Nasen-Ohrenheilkunde
  - $1/2$ Jahr in der nichtspeziellen neurochirurgischen Intensivmedizin. Auch hier muß ein „OP-Katalog" erfüllt werden und selbständig durchgeführte diagnostische Verfahren (z.B. Sonographie) nachgewiesen werden.

■ Zusatzausbildungen

- Fachkunde Laboruntersuchungen in der Neurochirurgie: 6 Monate.
- Fakultative Weiterbildung in spezieller neurochirurgischer Intensivmedizin: 2 Jahre an Weiterbildungsstätte, von denen $1^{1}/2$ Jahre zusätzlich zur Gebietsweiterbildung abgeleistet werden müssen.

Anrechenbar $^1/_2$ Jahr Intensivmedizin während der Weiterbildung im Gebiet Neurochirurgie.
- Naheliegende Weiterbildung: Rettungsmedizin (siehe Kapitel C42.23).

■ Zahlen und Aussichten
- Am 1.1.99 waren 956 Neurochirurgen registriert (+6,5% gegenüber 1998), wovon 89 ohne ärztliche Tätigkeit waren. Niedergelassen waren 139.
- Dieses Gebiet unterliegt (noch) nicht der Zulassungssperre, und die Aussichten sind insgesamt gut, weil nur relativ geringes Interesse besteht. Es gilt jedoch zu berücksichtigen, daß aus diesem Grund ein Ausweichen auf dieses Fachgebiet von vielen Ärzten in Weiterbildung erwogen wird, was die Zulassungsbeschränkung beschleunigen dürfte.
- Infos [Adr.].

C
24

Neurologie

■ Arbeitsbedingungen und Tätigkeiten

Trotz seiner großen Faszination und hervorragender diagnostischer Möglichkeiten bietet die Neurologie relativ wenig Gelegenheit zur Therapie, was durchaus frustrieren kann. Wichtigste Aufgaben sind Erkennung, Prävention und Rehabilitation von Erkrankungen des zentralen, peripheren und vegetativen Nervensystems sowie der Muskulatur. Gefragt sind Eigenschaften wie Geduld und Einfühlungsvermögen, was auch die Nähe zur Psychiatrie deutlich macht. Die Neurologie ist sehr stark von der Erfahrung abhängig, da viele Symptome nicht wirklich zu messen sind, sondern erst im Gesamtbild einen Sinn ergeben. Deshalb hat auch die Neuroanatomie eine enorme Bedeutung für die Neurologie.

C 25

■ Voraussetzungen für den Facharzt

Wegen geringer regionaler Unterschiede sollten Sie sich für eine ganz genaue Planung mit Ihrer zuständigen Landesärztekammer in Verbindung setzen.

- 5 Jahre an Weiterbildungsstätte, davon kann 1 Jahr bei einem niedergelassenen Arzt abgeleistet werden:
  - 4 Jahre Neurologie, davon 2 Jahre Stationsdienst und $1/2$ Jahr in der nichtspeziellen neurochirurgischen Intensivmedizin
    anrechenbar 1 Jahr Innere Medizin
    oder Neurochirurgie
    oder im Schwerpunkt Neuroradiologie des Gebietes Diagnostische Radiologie
    oder Neuroanatomie
    oder Neurophysiologie
    oder
    anrechenbar $1/2$ Jahr Anatomie
  - 1 Jahr Psychiatrie und Psychotherapie, das bei einem für 2 Jahre zur Weiterbildung berechtigten Arzt abgeleistet werden soll.

■ Zusatzausbildungen

- Fachkunde Laboruntersuchungen in der Neurologie: 6 Monate.
- Fakultative Weiterbildung Klinische Geriatrie: 2 Jahre an Weiterbildungsstätte, davon
- $1^1/2$ Jahre zusätzlich zur Gebietsweiterbildung.
- Fakultative Weiterbildung in spezieller neurologischer Intensivmedizin: 2 Jahre, von denen
- $1^1/2$ Jahre zusätzlich zur Gebietsweiterbildung abgeleistet werden müssen. Anrechenbar $1/2$ Jahr Intensivmedizin während der Weiterbildung im Gebiet Neurologie.

- Naheliegende Zusatzbezeichnungen: Psychoanalyse (siehe Kapitel C42.15), Psychotherapie (siehe Kapitel C42.16).

■ Zahlen und Aussichten
- Am 1.1.99 waren 2 190 Neurologen registriert (+10,5% gegenüber 1998), wovon 229 ohne ärztliche Tätigkeit waren. Niedergelassen waren 536.
- Zu den Niederlassungschancen siehe (siehe Kapitel C23).
- Infos [Adr.].

C 25

Neuropathologie

■ Arbeitsbedingungen und Tätigkeiten

Die Neuropathologie ist ein sehr spezielles Gebiet ohne Patientenkontakt. Die Arbeitsbedingungen entsprechen weitgehend denen in der Pathologie.

■ Voraussetzungen für den Facharzt

Wegen geringer regionaler Unterschiede sollten Sie sich für eine ganz genaue Planung mit Ihrer zuständigen Landesärztekammer in Verbindung setzen.

- 6 Jahre an Weiterbildungsstätte, von denen 1 Jahr bei einem niedergelassenen Arzt abgeleistet werden kann:
  - 3 Jahre Neuropathologie
  - 2 Jahre Pathologie
  - 1 Jahr Anatomie
    oder Neurochirurgie
    oder Neurologie
    oder im Schwerpunkt Neuroradiologie des Gebietes Diagnostische Radiologie
    oder Psychiatrie und Psychotherapie
    oder Neuropädiatrie.

■ Zahlen und Aussichten

- Dieses Fach betrifft nur eine Handvoll von Ärzten in Deutschland, die fast ausschließlich an Uni-Kliniken arbeiten. Somit gibt es keine nennenswerte Fluktuation, allerdings auch nur wenige Bewerber.
- Am 1.1.99 waren 61 Neuropathologen registriert (+17,3% gegenüber 1998), wovon acht ohne ärztliche Tätigkeit waren. Niedergelassen waren zwei.
- Infos [Adr.].

Nuklearmedizin

■ Arbeitsbedingungen und Tätigkeiten

In der Nuklearmedizin geht es um die Diagnostik und Therapie meist
maligner Erkrankungen durch Markierung bzw. Einlagerung radioak-
tiver Substanzen. Es werden hauptsächlich kurzlebige, heute meist
künstlich erzeugte Radionuklide eingesetzt. Da man radioaktive
Strahlung nicht sieht, hört oder riecht, ist besonders präzises Arbeiten und die Einhaltung der Strahlenschutzvorschriften für die Sicherheit aller Mitarbeiter in der Abteilung notwendig. Durch den Umgang
mit offenen radioaktiven Substanzen in definierten Kontrollbereichen
sind regelmäßige strahlenschutzärztliche Überwachungen gesetzlich
geregelt. Während einer Schwangerschaft ist die Arbeit im Kontrollbereich nicht erlaubt. Vor allem in kleinen Abteilungen kann es
problematisch sein, einen entsprechenden Arbeitsplatz außerhalb des
Kontrollbereichs zu finden, was für die Berufsplanung wichtig ist. Die
Patienten, die nuklearmedizinisch untersucht wurden, verursachen
in der Regel keine Exposition über die gesetzlich zugelassenen jährlichen Höchstdosen hinaus, da die Aufenthaltsdauer in direkter Nähe
zu den Patienten kurz gehalten wird und die Reichweite der verwendeten Radionuklide berücksichtigt wird (Abstandsquadratgesetz). Für
die einzelnen Radionuklide bestehen jeweils charakteristische
Zerfallsarten, deren Kenntnis man sich für die Diagnostik oder die
Therapie zunutze macht, wobei emittierte Gamma-Strahlung auf
Grund der größeren Reichweite eher zu diagnostischen Zwecken
eingesetzt wird, Beta-Strahlung auf Grund der kürzeren Reichweite
eher zu therapeutischen Zwecken. Die Diagnostik unterteilt sich in
Lokalisations-, Stoffwechsel- und Funktionsuntersuchungen (z.B.
Lokalisation von Knochenmetastasen, Hirnstoffwechseluntersuchun-
gen, Myokardfunktionsuntersuchungen). Weiterhin werden typische
nuklearmedizinische Laborverfahren angewandt (z.B. radioimmuno-
logische Untersuchungsverfahren). Die therapeutischen Eingriffe sind
im Grunde interstitielle lokale Strahlentherapien (z.B. Radiojodthera-
pie, Radiosynoviorthese).

Für die Arbeit in der Nuklearmedizin ist ein gewisses physikalisches
Grundwissen nötig, da z.B. dauernd Aktivitätsänderungen (meistens
Verluste) bestimmt werden müssen. Auch pharmakologische Kenntnisse, vor allem der Radiopharmakokinetik, sind erforderlich (Inkor-
poration, Verteilung, Resorption, Retention und Exkretion von
Radionukliden bzw. radioaktiv markierten Substanzen). Physiologie
und Pathophysiologie spielen ebenfalls eine wichtige Rolle, weil die
Funktions- und Stoffwechseluntersuchungen in ihren Grundsätzen
darauf aufbauen. In größeren nuklearmedizinischen Abteilungen mit
eigener Bettenstation sind oft die regionalen Strahlenschutzzentren

C
27

untergebracht. Hier sind rund um die Uhr Ansprechpartner für Fragen im Zusammenhang mit Unfällen durch radioaktive Substanzen tätig (Kenntnisse im Strahlenschutz, Kontaminations- und Inkorporationsmessungen, Dekontaminations-und Dekorporationsmaßnahmen). Je nach Interesse in der jeweiligen Abteilung kann es auch eine Mitarbeit/Mitgestaltung beim regionalen Katastrophenschutz geben.

■ Voraussetzungen für den Facharzt

Wegen geringer regionaler Unterschiede sollten Sie sich für eine ganz genaue Planung mit Ihrer zuständigen Landesärztekammer in Verbindung setzen.

● 5 Jahre an Weiterbildungsstätte, wovon 2 Jahre bei einem niedergelassenen Arzt abgeleistet werden können:
  - 4 Jahre Nuklearmedizin
  - 1 Jahr Stationsdienst
    anrechenbar 1 Jahr in Diagnostischer Radiologie.

Den Nachweis einer bestimmten Anzahl „selbständig durchgeführter Anforderungen" benötigt man für die Facharztanmeldung.

■ Zahlen und Aussichten

● Gemeinsam mit den Radiologen erzielten die Nuklearmediziner in den alten Bundesländern 1996 einen Praxisüberschuß vor Steuern von 232 595 DM.
● Am 1.1.99 waren 854 Nuklearmediziner registriert (+13,7% gegenüber 1998), wovon 130 ohne ärztliche Tätigkeit waren. Niedergelassen waren 348.
● Dieses Gebiet unterliegt (noch) nicht der Zulassungssperre. Aus diesem Grund wird sicher von einigen Ärzten ein Ausweichen auf dieses Fachgebiet erwogen, das dürfte die Zulassungsbeschränkung beschleunigen und spiegelt sich auch in der relativ hohen Prozentzahl an Neuniederlassungen wider.
● Infos [Adr.].

C
27

Öffentliches Gesundheitswesen

■ Arbeitsbedingungen und Tätigkeiten

Die Aufgaben des öffentlichen Gesundheitswesens liegen in der Hand der einzelnen Bundesländer, und mit der Zeit hat sich so ein ziemlich uneinheitlicher Aufgabenbereich des Arztes im öffentlichen Gesundheitswesen entwickelt. In der Öffentlichkeit (und auch unter Kollegen) hat der Arzt im öffentlichen Gesundheitswesen einen schweren Stand - zu groß sind die Vorurteile über stupide, immer gleiche Arbeiten hinter dem Schreibtisch eines heruntergekommenen Büros. Diese Einschätzung könnte von der Wahrheit nicht weiter entfernt sein. Arbeitsbereiche des öffentlichen Gesundheitswesens sind z.B.:

- Prävention und Bekämpfung von Krankheiten.
- Impfprogramme.
- Überwachung bestimmter öffentlicher Einrichtungen (Sportstätten, Kindergärten, Bahnhöfe usw.).
- Beratung Pflegebedürftiger, Behinderter, Prostituierter und Drogenabhängiger.
- Amtsärztliche Untersuchungen und Gutachtertätigkeit.
- Apotheken- und Arzneimittelaufsicht.
- Koordination der psychosozialen Versorgung.
- Gesundheitliche Aufklärung und Beratung.
- Begutachtungen.
- Aufarbeitung epidemiologischer Daten.
- Qualitätssicherung von Wasser, Luft und Boden.
- Beobachtung der relevanten Umwelteinflüsse für die gesundheitliche Lage der Bevölkerung.
- Koordination gesundheitssichernder Maßnahmen.
- Aufsicht über die Berufe und Einrichtungen des Gesundheitswesens. Im weiteren Sinne gehören zu den ärztlichen Berufen im öffentlichen Gesundheitswesen auch die Tätigkeit bei Bundeswehr (siehe Kapitel E3) und Bundesgrenzschutz (siehe Kapitel E6), Polizei (siehe Kapitel E5), Gericht und Justizvollzugsanstalten (siehe Kapitel E7) sowie beim ärztlichen Dienst der Kranken- und Rentenversicherungsträger. Auf manche dieser Themen wird in separaten Kapiteln eingegangen.

Weitere Bundesbehörden, die Ärzte (in geringer Zahl) anstellen, seien kurz beschrieben:

- Bundesinstitut für gesundheitlichen Verbraucherschutz und Veterinärmedizin [Adr.]: Lebensmittelprüfung, -hygiene und -sicherheit, veterinärmedizinische Belange.
- Robert-Koch-Institut [Adr.]: statistische Erfassung infektiöser Erkrankungen und Erarbeitung von Eindämmungsmaßnahmen.
- Bundeszentrale für gesundheitliche Aufklärung [Adr.]: Gesundheitserziehung und -aufklärung, Schulungsangebote.

C 28

- Bundesinstitut für Arzneimittel und Medizinprodukte [Adr.]: Prüfungen zur Sicherheit von Arzneimitteln und Medizinprodukten.
- Paul-Ehrlich-Institut [Adr.]: Prüfung und Zulassung von Impfstoffen und Sera.
- Deutsches Institut für medizinische Dokumentation und Information (DIMDI): Auswertung und Bereitstellung medizinischer Literatur und anderer Medien.
- Landes- oder Bundesversicherungsanstalt (LVA, BfA, [Adr.]): Verwaltungsaufgaben, Prüf- und Beratungsarzt für gutachterliche Stellungnahmen in Rehabilitations- und Rentenangelegenheiten. Möglich ist auch die Anstellung bei einem Arbeitsamt, um z.B. jugendliche, erwachsene und behinderte Personen auf ihre Arbeitsfähigkeit zu untersuchen. Hierzu kann dann auch die arbeitsmedizinische Beurteilung von Arbeitsplätzen durch Betriebsbegehungen gehören.
- Versicherungen, Krankenkassen, Versorgungsämter: In Versorgungsämtern werden Untersuchungen z.B. bei Anträgen auf Schwerbehinderten- oder Kriegsbeschädigtenausweise durchgeführt. Hier wird man im jeweiligen Fachgebiet jedoch hauptsächlich gutachterlich tätig. Bei Krankenkassen und privaten Versicherungsträgern werden meist keine Ärzte angestellt. Im Zweifel werden sie z.B. von medizinischen Diensten in beratender Funktion hinzugezogen. Ihre Aufgabe besteht dann in der Angabenüberprüfung in verschiedenen Verträgen, Stellungnahme zu Gutachten oder in der Bearbeitung von Ansprüchen der Versicherten. Bei den Landesversorgungsämtern kann man die Adressen der einzelnen Versorgungsdienststellen der Länder erfragen.
Bei einer vorwiegend gesundheitsamtlichen Tätigkeit ähnelt das Aufgabengebiet dem eines Allgemeinmediziners. Die Arbeitszeiten sind geregelt, und die Urlaubsplanung ist sicher. Oft werden im Bereich des öffentlichen Gesundheitswesens auch Halbtagsstellen angeboten.

■ Voraussetzungen für den Facharzt

Hier ist die Erlangung des Facharzttitels „Öffentliches Gesundheitswesen" beschrieben, der als Unikum in der ärztlichen Weiterbildung in ihrem Inhalt nicht von der Ärztekammer festgelegt wird, sondern nach einer staatlichen Verordnung erfolgt. Wurde die Ausbildung nach diesen Richtlinien abgeschlossen, verleiht die Ärztekammer die Bezeichnung „Facharzt für öffentliches Gesundheitswesen".

- 5 Jahre Weiterbildungszeit:
  - 3 Jahre Tätigkeit in der kurativen Medizin, wovon 1 Jahr im Stationsdienst der Inneren Medizin abgeleistet werden muß
  - $1/2$ Jahr Psychiatrie, wovon 3 Monate im Stationsdienst erfolgen müssen

- 1$^1/_2$ Jahre in Einrichtungen des öffentlichen Gesundheitswesens, wovon $^1/_2$ Jahr in einem Gesundheitsamt verbracht werden muß.
- Teilnahme an einem 6monatigen theoretischen Lehrgang (Amtsarztlehrgang) mit Amtsarztprüfung.

■ Zusatzausbildungen
- Das erste Jahr der 4semestrigen Ausbildung in den Postgraduiertenstudiengängen Gesundheitswissenschaften/Public Health in Berlin, Bielefeld, Dresden, Düsseldorf, Hannover, Ulm und München [Adr.] ist anrechenbar, wobei die Ableistung der gesamten Ausbildung sinnvoll erscheint.
- Naheliegende Zusatzbezeichnungen: Betriebsmedizin (siehe Kapitel C42.3), medizinische Informatik (siehe Kapitel C42.109).

■ Zahlen und Aussichten
- Eine recht hohe Zahl der Stellen in diesen Bereichen wird mit Teilzeitkräften besetzt. Andererseits wird ein Teil der Stellen nur für bereits fertige Fachärzte ausgeschrieben. Promotion gehört beinahe schon unter die Rubrik „Voraussetzungen".

C
28

- Die Zahl der angestellten Ärzte im öffentlichen Gesundheitswesen ist seit Jahren nahezu konstant: rund 5 000 Ärzte in den Gesundheitsämtern und etwa 1 500 in anderen Fachbereichen und Instituten. Die Einstellungschancen sind eher gering.
- Einstellung meist unter BAT IIa, nach 5 Jahren BAT Ib, bei Verbeamtung A13 oder A14.
- Grundsätzlich ist die Verbeamtung möglich, was u.a. bedeutet, keine Rentenversicherungsbeiträge zahlen zu müssen.
- Dieses Gebiet unterliegt (noch) nicht der Zulassungssperre.
- Am 1.1.99 waren 1 414 Fachärzte für öffentliches Gesundheitswesen registriert (+5,0% gegenüber 1998), wovon 342 ohne ärztliche Tätigkeit waren. Niedergelassen waren 22.
- Infos [Adr.].

Orthopädie

■ Arbeitsbedingungen und Tätigkeiten

Der Name des Faches zeigt, daß sich früher die Orthopädie (ortho- = gerade, päd- = Kind) hauptsächlich mit der Korrektur von Wachstumsstörungen bei Kindern befaßte. Heute gibt es zahlreiche Berührungspunkte zu anderen Fächern, besonders zur Unfallchirurgie, zu der die Grenzen ausgesprochen fließend sind. Im Bereich der Inneren Medizin ist es besonders das Gebiet der Rheumatologie, das die beiden Fächer miteinander verbindet. Ferner gibt es Überschneidungen mit der Neurologie, Arbeitsmedizin und Reha-Medizin. Zur Zusammenarbeit kommt es mit Physiotherapeuten, Ergotherapeuten und Orthopädietechnikern, wenn es z.B. darum geht, ein operiertes Gelenk allmählich wieder zu mobilisieren oder Schuhwerk anzupassen. Neben seinem Fach muß der Orthopäde sich in der Radiologie besonders gut auskennen. Operationen und Arthroskopien sind besonders im Krankenhaus fester Bestandteil der täglichen Arbeit. Eine feste Zeitplanung ist daher -wie bei allen operativen Fächern - kaum möglich. Überstunden sind die Regel. Die Patienten sind jung und alt, und auch Neugeborene mit Klumpfuß kommen zum Orthopäden. Viele haben chronische Beschwerden. Die meisten Patienten erwarten von einem Orthopäden die eigene Reparatur, wie in einer „Autowerkstatt", da das Verständnis für das Organ Knochen nicht sehr groß ist. Erfreulicherweise spielt die Psychosomatik in der Orthopädie eine zunehmend wichtigere Rolle, was besonders Patienten mit Rückenbeschwerden betrifft. Vielen Orthopäden gemeinsam ist das starke Interesse an Sport. So ist für viele die Sportmedizin der Einstieg für das Interesse an der Orthopädie. Die gleichnamige Zusatzbezeichnung läßt kaum ein Orthopäde aus. Ähnlich wie die Chirurgie und die Urologie ist auch die Orthopädie ein männerdominiertes Fach, nicht zuletzt, weil die Operationen enorm anstrengend sein können.

■ Voraussetzungen für den Facharzt

Wegen geringer regionaler Unterschiede sollten Sie sich für eine ganz genaue Planung mit Ihrer zuständigen Landesärztekammer in Verbindung setzen.

- 6 Jahre an Weiterbildungsstätte, von denen 1 Jahr bei einem niedergelassenen Arzt absolviert werden kann:
  - 5 Jahre Orthopädie, davon 4 Jahre Stationsdienst
    anrechenbar $\frac{1}{2}$ Jahr Innere Medizin
    oder Neurologie
    oder Pathologie
  - 1 Jahr Chirurgie
    anrechenbar $\frac{1}{2}$ Jahr Anästhesiologie

oder Anatomie
oder Neurochirurgie.
1 Jahr kann im Schwerpunkt Rheumatologie abgeleistet werden.
Das letzte Jahr der Weiterbildung muß in der Orthopädie erfolgen.
Die Erfüllung eines „OP-Kataloges" sowie der Nachweis selbständig
durchgeführter diagnostischer Verfahren ist, wie bei allen operativen
Fächern, Voraussetzung für die Anmeldung zur Facharztprüfung.

■ Zusatzausbildungen

- Fachkunde Laboruntersuchungen in der Orthopädie: 6 Monate.
- Fakultative Weiterbildung in spezieller orthopädischer Chirurgie:
  2 Jahre an Weiterbildungsstätte, von denen 1 Jahr zusätzlich zur
  Gebietsweiterbildung abgeleistet werden muß.
- Schwerpunkt Rheumatologie [Adr.]: 2 Jahre an Weiterbildungsstätte,
  von denen 1 Jahr im Stationsdienst abgeleistet werden muß. Anrechenbar ist $^1/_2$ Jahr im Schwerpunkt Rheumatologie des Gebietes
  Innere Medizin oder in einer physikalisch-therapeutischen Abteilung.
  1 Jahr muß zusätzlich zur Gebietsweiterbildung absolviert werden.
- Naheliegende Zusatzbezeichnungen: Chirotherapie (siehe Kapitel
  C42.5), Handchirurgie (siehe Kapitel C42.7), physikalische Therapie
  (siehe Kapitel C42.13), Sozialmedizin (siehe Kapitel C42.18), Sportmedizin (siehe Kapitel C42.19).

■ Zahlen und Aussichten

- Am 1.1.99 waren 8 125 Orthopäden registriert (+3,8% gegenüber
  1998), wovon 1 070 ohne ärztliche Tätigkeit waren. Niedergelassen
  waren 4 976.
- Offene Planungsbereiche gab es 1/98 insgesamt 147 von 461 (= 32%).
- Zur Niederlassung ist eine Investition von durchschnittlich über
  600 000 DM erforderlich.
- Die Orthopäden in den alten Bundesländern erzielten 1996 einen
  Praxisüberschuß vor Steuern von 229 107 DM, in den neuen von
  156 708.
- Die Weiterbildungsstellen sind sehr begehrt. Eine Verbesserung der
  Chancen verschafft man sich durch Erfahrung in der Unfallchirurgie,
  sportmedizinischen Aktivitäten und Zusatzbezeichnungen wie Chiro-
  therapie (siehe Kapitel C42.5) oder Zeiten in orthopädischen Rehabilitationskliniken. Dennoch ist es enorm schwierig, eine
  Weiterbildungsstelle zu bekommen. Die „Wartezeit" kann sinnvoll in
  der Unfall-, Neuro- oder Gefäßchirurgie verbracht werden. Auch
  Rheumatologie, Anatomie und Pathologie verbessern die Aussichten.
- Wie auch in den kleinen Fächern Augen-, Hals-Nasen-Ohrenheilkunde und Dermatologie kann in der Orthopädie ein sinnvoller
  Einstieg über die Tätigkeit bei einem niedergelassenen Arzt erfolgen,
  der idealerweise auch über Belegbetten verfügt.
- Infos [Adr.].

C
29

Pathologie

▪ Arbeitsbedingungen und Tätigkeiten

Die Pathologie ist zwar kein theoretisches Fach, sondern ein sehr handfestes, dennoch hat man kaum Patientenkontakt. Aus dem Pathologen als „Leichenfledderer" früherer Tage ist ein wichtiger Diagnostiker im klinischen Betrieb geworden. Mit konventionellen Methoden der Histologie und Zytologie, aber auch mit speziellen Verfahren wie der Immunhistochemie, der Elektronenmikroskopie und zunehmend auch mikrobiologischen Techniken werden die entnommenen Gewebe zur Diagnosefindung oder -sicherung untersucht. Ein Arbeitsschwerpunkt ist die Tumordiagnostik. Dabei steht der Pathologe mit allen operativen und invasiv-diagnostischen Fachrichtungen in engem Kontakt und muß das gesamte Spektrum pathologischer Gewebeveränderungen beherrschen und einen Überblick über die Therapiemöglichkeiten haben, die sich aus seinen Diagnosen ergeben. Die tägliche Routine besteht vorwiegend aus der makroskopischen Inspektion von Operationspräparaten, der mikroskopischen Diagnostik und den intraoperativen Schnellschnitten. Neben dem Mikroskop gehört dabei das Telefon zu den wichtigsten Arbeitsinstrumenten des Pathologen. Eine weitere Aufgabe des Pathologen ist die Obduktion, wenngleich dies in weit geringerem Maße als früher der Fall ist. Die Arbeitszeiten sind recht gut geregelt, Nacht- oder Wochenenddienstverpflichtungen bestehen nur in wenigen Häusern. Da die Pathologie, ähnlich der Diagnostischen Radiologie (siehe Kapitel C8), ein apparativ und personell aufwendiges Fach ist, gibt es bei der Frage der Niederlassung einen Trend zu großen Gemeinschaftspraxen.

▪ Voraussetzungen für den Facharzt

Wegen geringer regionaler Unterschiede sollten Sie sich für eine ganz genaue Planung mit Ihrer zuständigen Landesärztekammer in Verbindung setzen.

- 6 Jahre an Weiterbildungsstätte, von denen 1 Jahr bei einem niedergelassenen Arzt absolviert werden kann:
  - 5 Jahre Pathologie
    anrechenbar 1 Jahr in Anatomie
    oder Neuropathologie
    oder Rechtsmedizin
  - 1 Jahr Anästhesiologie
    oder Augenheilkunde
    oder Chirurgie
    oder Frauenheilkunde und Geburtshilfe
    oder Hals-Nasen-Ohrenheilkunde

oder Haut- und Geschlechtskrankheiten
oder Innere Medizin
oder Kinderheilkunde
oder Klinische Pharmakologie
oder Mund-Kiefer-Gesichtschirurgie
oder Neurochirurgie
oder Neurologie
oder Orthopädie
oder Urologie.

Die Bewertung einer bestimmten Anzahl histologischer, zytologischer und bioptischer Präparate sowie die Durchführung von etwa 300 Obduktionen ist ebenfalls Voraussetzung für die Anmeldung zur Facharztprüfung.

■ Zusatzausbildungen

- Fakultative Weiterbildung Molekularpathologie: 1 Jahr an Weiterbildungsstätte, von dem $1/2$ Jahr zusätzlich zur Gebietsweiterbildung abgeleistet werden muß.

■ Zahlen und Aussichten

- Am 1.1.99 waren 1 498 Pathologen registriert (+3,8% gegenüber 1998), wovon 267 ohne ärztliche Tätigkeit waren. Niedergelassen waren 447.
- Auch ohne Gebietsabschluß ist eine mehrjährige Tätigkeit auf diesem Gebiet eine sehr anerkannte Ergänzung für eine klinisch-wissenschaftliche Laufbahn.
- Die Weiterbildung sollte wegen des meist wesentlich breiteren diagnostischen Spektrums und wegen der Möglichkeit zum wissenschaftlichen Arbeiten an einem universitären pathologischen Institut erfolgen.
- Dieses Gebiet unterliegt (noch) nicht der Zulassungssperre. Es gilt jedoch auch hier zu berücksichtigen, daß aus diesem Grund ein Ausweichen auf dieses Fachgebiet von vielen Ärzten in Weiterbildung erwogen wird, was die Zulassungsbeschränkung beschleunigen dürfte.
- Infos [Adr.].

C
30

Pharmakologie und Toxikologie

■ Arbeitsbedingungen und Tätigkeiten

Man qualifiziert sich durch diese Weiterbildung für Tätigkeiten innerhalb der präklinischen Forschung. Zu den Aufgaben in der Pharmakologie und Toxikologie gehört die Beratung von Ärzten in der Arzneitherapie und bei Vergiftungen. Außerdem werden Stellungnahmen zu pharmakologischen und toxikologischen Fragen abgegeben. Die Erforschung von Arzneimittelwirkungen und Vergiftungen im Tierexperiment und am Menschen sowie die Bewertung des therapeutischen Nutzens gehören ebenfalls zu den Aufgaben dieses Facharztbereiches.

■ Voraussetzungen für den Facharzt

Wegen geringer regionaler Unterschiede sollten Sie sich für eine ganz genaue Planung mit Ihrer zuständigen Landesärztekammer in Verbindung setzen.

● 5 Jahre an Weiterbildungsstätte; davon kann 1 Jahr bei einem niedergelassenen Arzt abgeleistet werden:
  - 1 Jahr klinisch-pharmakologische Forschung
  - 4 Jahre in experimenteller Pharmakologie und Toxikologie
    anrechenbar 1 Jahr Biochemie
    oder Mikrobiologie und Infektionsepidemiologie
    oder Pathologie
    oder Physiologie
    oder Biophysik
    oder Chemie (einschließlich pharmazeutischer Chemie)
    oder physikalische Chemie
    oder Physik
    oder
    anrechenbar $1/2$ Jahr Klinische Pharmakologie.

■ Zahlen und Aussichten

● Am 1.1.99 waren 472 Pharmakologen und Toxikologen registriert (+1,3% gegenüber 1998), wovon 142 ohne ärztliche Tätigkeit waren. Niedergelassen waren 12.
● Ein weiterer Einblick in die Tätigkeiten und Arbeitsbedingungen dieses Fachs finden Sie im Kapitel F6.
● Infos [Adr.].

Phoniatrie und Pädaudiologie

■ Arbeitsbedingungen und Tätigkeiten
Dieses Fachgebiet war früher ein Teilgebiet der HNO-Heilkunde. Im
Vordergrund stehen Diagnostik und Therapie von Störungen der
Stimme, Sprache und des Sprechens sowie kindlicher Hörstörungen.
Dabei kommt es zu Überschneidungen mit Pädiatrie, HNO-Heilkunde,
Linguistik, Phonetik, Psychologie, Verhaltenswissenschaften, Pädago-
gik, Akustik und auch mit der Kommunikationswissenschaft.

■ Voraussetzungen für den Facharzt
Wegen geringer regionaler Unterschiede sollten Sie sich für eine ganz
genaue Planung mit Ihrer zuständigen Landesärztekammer in Verbindung setzen.
- 5 Jahre an Weiterbildungsstätte, von denen 2 Jahre bei einem niedergelassenen Arzt abgeleistet werden können:
  - 2 Jahre Hals-Nasen-Ohrenheilkunde
  - 3 Jahre Phoniatrie und Pädaudiologie.

■ Zusatzausbildungen
- Naheliegende Zusatzbezeichnung: Stimm- und Sprachstörungen
  (siehe Kapitel C42.20).

■ Zahlen und Aussichten
- Es gibt nur wenige Ausbildungsstellen.
- Am 1.1.99 waren 78 Phoniater und Pädaudiologen registriert (+20,0%
  gegenüber 1998), wovon drei ohne ärztliche Tätigkeit waren. Nieder-
  gelassen waren 27.
- Infos [Adr.].

C
32

Physikalische und Rehabilitative Medizin

■ Arbeitsbedingungen und Tätigkeiten

Dieses Fachgebiet ist aus zwei früheren Zusatzbezeichnungen entstanden. Zu den Aufgaben gehören die sekundäre Prävention, Diagnostik, Therapie und Rehabilitation von Erkrankungen mit den Mitteln der physikalischen, manuellen, naturheilkundlichen, balneologischen und klimatologischen Therapie sowie die Ausgestaltung von Rehabilitationsplänen.

■ Voraussetzungen für den Facharzt

Wegen geringer regionaler Unterschiede sollten Sie sich für eine ganz genaue Planung mit Ihrer zuständigen Landesärztekammer in Verbindung setzen.

- 5 Jahre an Weiterbildungsstätte, von denen 1 Jahr bei einem niedergelassenen Arzt absolviert werden kann:
  - 3 Jahre Physikalische und Rehabilitative Medizin
    anrechenbar 1 Jahr in Kureinrichtungen
  - 1 Jahr Stationsdienst in Chirurgie
    oder Orthopädie
    anrechenbar $1/2$ Jahr Anästhesiologie
    oder Frauenheilkunde und Geburtshilfe
    oder Hals-Nasen-Ohrenheilkunde
  - 1 Jahr Stationsdienst Innere Medizin
    oder Neurologie
    anrechenbar $1/2$ Jahr Kinderheilkunde.

■ Zahlen und Aussichten

- Noch vor wenigen Jahren galt diese Fachrichtung als sehr chancenreich, zumal in den neuen Bundesländern Reha- und Kureinrichtungen neu entstanden und besetzt werden mußten. Wie die Zunahme der Fachärzte in diesem Bereich zeigt, hat sich die Situation inzwischen wieder geändert. Dennoch sind die Chancen hier noch relativ gut.
- Am 1.1.99 waren 1 230 Ärzte dieser Fachrichtung registriert (+16,3% gegenüber 1998), wovon 89 ohne ärztliche Tätigkeit waren. Niedergelassen waren 199.
- Infos [Adr.].

Physiologie

■ Arbeitsbedingungen und Tätigkeiten

In diesem Fach geht es besonders um die Erforschung der menschlichen Physiologie. Starke Überschneidungen gibt es mit anderen, noch aus dem Studium vertrauten Fächern wie Histologie, Zytologie und Anatomie. Dem theoretischen Charakter des Fachs entsprechend können die Arbeitszeiten geregelt oder gleitend sein.

■ Voraussetzungen für den Facharzt

Wegen geringer regionaler Unterschiede sollten Sie sich für eine ganz genaue Planung mit Ihrer zuständigen Landesärztekammer in Verbindung setzen.

- 4 Jahre an Weiterbildungsstätte:
  anrechenbar 1 Jahr Augenheilkunde
  oder Hals-Nasen-Ohrenheilkunde
  oder Innere Medizin
  oder Psychiatrie und Psychotherapie.

C
34

■ Zahlen und Aussichten

- Dieses neue Fachgebiet gibt es nur an Universitäten. Demnach gibt es nur sehr wenige Stellen.
- Am 1.1.99 waren 166 Physiologen registriert (+0,6% gegenüber 1998), wovon 47 ohne ärztliche Tätigkeit waren. Niedergelassen waren sechs.
- Infos [Adr.].

Plastische Chirurgie

■ Arbeitsbedingungen und Tätigkeiten

Die Arbeitsbedingungen unterscheiden sich nicht von denen in der allgemeinen Chirurgie. Die Aufgabe ist die operative Wiederherstellung und Verbesserung von sichtbar gestörter Körperfunktion und Körperform, also nicht nur „Schönheitsoperationen", sondern in erster Linie die Versorgung von Verbrennungs- und Unfallopfern. Bei der Indikationsstellung spielen psychotherapeutische Fragestellungen eine wichtige Rolle. Eine entsprechende Weiterbildung bzw. Pflichtzeit ist jedoch nicht vorgesehen.

■ Voraussetzungen für den Facharzt

Wegen geringer regionaler Unterschiede sollten Sie sich für eine ganz genaue Planung mit Ihrer zuständigen Landesärztekammer in Verbindung setzen.

C
35

- 6 Jahre an Weiterbildungsstätte, von denen 1 Jahr bei einem niedergelassenen Arzt absolviert werden kann:
  anrechenbar 1 Jahr Anästhesiologie
  oder Anatomie
  oder Chirurgie
  oder Neurochirurgie
  oder Orthopädie
  oder
  anrechenbar $1/2$ Jahr Pathologie
- $1/2$ Jahr in der nichtspeziellen plastisch-chirurgischen Intensivmedizin.

■ Zusatzausbildungen

- Fachkunde Laboruntersuchungen in der plastischen Chirurgie: 6 Monate.
- Fakultative Weiterbildung in spezieller plastisch-chirurgischer Intensivmedizin: 2 Jahre, von denen $1 1/2$ Jahre zusätzlich zur Gebietsweiterbildung abgeleistet werden müssen.
- Naheliegende Zusatzbezeichnung: Handchirurgie (siehe Kapitel C42.7).

■ Zahlen und Aussichten

- Die Aussichten in diesem Fachgebiet sind relativ gut, jedoch existieren nur wenige Weiterbildungsstellen.
- Auch dieses Fachgebiet wurde von der Zusatzbezeichnung in den Rang eines Facharzttitels erhoben.
- Am 1.1.99 waren 186 Plastische Chirurgen registriert (+24,0% gegenüber 1998), wovon acht ohne ärztliche Tätigkeit waren. Niedergelassen waren 54.
- Infos [Adr.].

Psychiatrie und Psychotherapie

■ Arbeitsbedingungen und Tätigkeiten

Das bei weitem wichtigste diagnostische Instrumentarium des Psychiaters ist die Kommunikation. Auch therapeutisch spielt sie eine herausragende Rolle. Oft wird vergessen, daß die Psychopharmaka in vielen Fällen lediglich die Wegbereiter einer anschließenden Psychotherapie sind. Somit sind hohe kommunikative Fähigkeiten gefragt, wozu nicht nur Reden gehört, sondern auch Zuhören und Introspektion. Da diese Fähigkeiten während des Studiums in der Regel nicht geschult werden, hängt die Entscheidung zur Fachrichtung Psychiatrie und Psychotherapie leider immer noch oft nur von einem großen Interesse und einem gewissen Talent ab. Zur Differenzierung einer psychiatrischen Erkrankung von einer mehr organischen sind gute Kenntnisse der Inneren Medizin erforderlich. Auf den Psychiater kommen Belastungen zu, die in den anderen Fachbereichen praktisch keine Rolle spielen. Die Patienten können z.B. gewalttätig oder auch suizidal sein. Der Psychiater muß daher gelegentlich Entscheidungen gegen den Willen des Patienten treffen und z.B. eine Zwangsunterbringung oder Fixierung anordnen. Um dieser Verantwortung gerecht zu werden, ist er in ein Team eingebunden, das ihm in Supervisionen und regelmäßigen Teambesprechungen hilft, seine Entscheidungen zu reflektieren. Dieses Vorgehen hat den Vorteil, daß die Entscheidungen auf mehreren Schultern ruhen. Viele Ärzte lieben an der Psychiatrie den intensiven Patientenkontakt, der einem sehr viel über das Menschsein selbst sagen kann. Der Psychiater (Psychotherapeut) muß sich für die persönliche Geschichte jedes einzelnen Patienten interessieren und sie detailliert erfragen. Dazu ist es unerläßlich, das Vertrauen des Patienten zu gewinnen.

Da es keine Operationen und auch nur in begrenztem Umfang Stationsarbeiten gibt, sind die Arbeitszeiten meist recht gut geregelt. Die zahlreichen Zusatztermine in der Psychotherapieausbildung für Balint-Gruppe, Supervision, Psychopathologie und Selbsterfahrungsgruppe heben diesen Vorteil jedoch wieder auf. Dienste gehören zur Psychiatrie wie zu vielen anderen klinischen Fachrichtungen.

■ Voraussetzungen für den Facharzt

Wegen geringer regionaler Unterschiede sollten Sie sich für eine ganz genaue Planung mit Ihrer zuständigen Landesärztekammer in Verbindung setzen.

- 5 Jahre an Weiterbildungsstätte, von denen 2 Jahre bei einem niedergelassenen Arzt abgeleistet werden können:
  - 4 Jahre Psychiatrie und Psychotherapie, davon 3 Jahre Stationsdienst

C
36

anrechenbar 1 Jahr Kinder- und Jugendpsychiatrie und
-psychotherapie
oder
anrechenbar $1/2$ Jahr Neurochirurgie
oder Neuropathologie
oder Neurophysiologie
oder Medizinpsychologie
- 1 Jahr Neurologie.

Zusätzlich muß man für die Anmeldung zur Facharztprüfung diagnostische (z.B. EEG) Funktionen nachweisen sowie z.B. an Balint-Gruppen teilgenommen haben.

■ Zusatzausbildungen
- Fachkunde Laboruntersuchungen in Psychiatrie und Psychotherapie: 6 Monate.
- Fakultative Weiterbildung klinische Geriatrie: 2 Jahre an Weiterbildungsstätte, davon
- $1^{1}/_{2}$ Jahre zusätzlich zur Gebietsweiterbildung.
- Naheliegende Zusatzbezeichnungen: Psychoanalyse (siehe Kapitel C42.15).

■ Zahlen und Aussichten
Bei den Angaben über Bedarfsplanung und Einkommen wird zwischen Nervenheilkunde, Psychiatrie und Neurologie nicht differenziert.
- Am 1.1.99 waren 919 Psychiater und Psychotherapeuten registriert (+15,7% gegenüber 1998), wovon 40 ohne ärztliche Tätigkeit waren. Niedergelassen waren 362. Mit der Facharztbezeichnung Psychiatrie gab es 3 156 Ärzte (+9,6% gegenüber 1998), wovon 275 ohne ärztliche Tätigkeit waren. Niedergelassen waren 844.
- Gelegentlich werden auch Freiberufler für gutachterliche Beschäftigungen bei medizinisch-psychologischen Instituten gesucht. So können z.B. in diesem Rahmen Fahrtauglichkeitsuntersuchungen beim TÜV ein Aufgabengebiet sein.
- Eine besondere Möglichkeit der Berufsausübung ist eine Tätigkeit als Gerichtsarzt. Sie setzt den Facharzttitel oder zumindest mehrjährige Psychiatrie-Erfahrung voraus. Besondere Bedeutung bekommen hier Erfahrungen in der forensischen Psychiatrie. Es geht dabei um gutachterliche Fragestellungen zur Geschäftsfähigkeit und Entmündigung, zur Schuldfähigkeit in Strafprozessen, Rückfallprognosen und Maßnahmen zur Behandlung der Täter.
- Insgesamt sind die Aussichten eher positiv. Der Suchtbereich zeigt einen erhöhten Bedarf an Fachkräften.
- Das Nadelöhr ist hier die 1jährige Pflichtweiterbildung in der Neurologie.
- Infos [Adr.].

Psychotherapeutische Medizin

■ Arbeitsbedingungen und Tätigkeiten

Die psychotherapeutische Medizin ist ein noch junges Fachgebiet, und es gehört ein besonderes Interesse oder Talent dazu, als Psychotherapeut tätig zu sein. Es werden hauptsächlich Patienten mit neurotischen Störungen, Persönlichkeitsstörungen und Psychosomatosen behandelt. Das Spektrum umfaßt Angsterkrankungen, Depressionen, Borderline-Störungen, Eßstörungen, funktionelle und psychosomatische Erkrankungen. Noch mehr als in der Psychiatrie stehen die kommunikativen Fähigkeiten und das Gespräch im Vordergrund. Anstellungen gibt es überwiegend in psychsomatischen Kliniken, wo die Patienten sich u.U. über Monate einer stationären Psychotherapie unterziehen. Hier spielt das Team eine sehr große Rolle. Es besteht ferner ein reger Austausch mit dem Pflegeteam und mit Spezialtherapeuten wie z.B. Kunst- und Musiktherapeuten oder Tanztherapeuten.

Eine psychotherapeutische Praxis benötigt in der Regel keine Geräte und kein Personal. Die Kosten sind somit im Vergleich extrem gering. Dafür hat aber ein Psychotherapeut auch nicht die Möglichkeit, durch zusätzliche Geräte, Assistenten oder Aufgabendelegation sein Einkommen zu erhöhen. Es bleiben nur die Zeiten für das Gespräch. In der Regel dauert eine Sitzung 50 (ungestörte!) Minuten (siehe auch Kapitel C42.15 und C42.16). Zusätzliche Termine und Kosten kommen durch die erforderlichen Supervisionen zustande. Von den Kassen werden drei Therapiemethoden anerkannt: die tiefenpsychologisch fundierte Psychotherapie, die Psychoanalyse (siehe Kapitel C42.15) und die Verhaltenstherapie. Die beiden Erstgenannten haben den gleichen theoretischen Hintergrund. Die Verhaltenstherapie hingegen verfolgt einen anderen Ansatz. Sie ist auch keine eigenständige Therapieform, sondern ein Sammelbegriff für verschiedene Methoden. Die Gruppentherapie hat in der Klinik einen festen Platz, für die Praxis ist sie etwas weniger gut geeignet, da ein relativ hoher Zusatzaufwand entsteht, der sich finanziell nicht immer lohnt. Auch ist dafür zunächst eine Zusatzausbildung erforderlich.

■ Voraussetzungen für den Facharzt

Wegen geringer regionaler Unterschiede sollten Sie sich für eine ganz genaue Planung mit Ihrer zuständigen Landesärztekammer in Verbindung setzen.

● 5 Jahre an Weiterbildungsstätte, wovon 2 Jahre bei einem niedergelassenen Arzt abgeleistet werden können:
  - 3 Jahre Psychotherapeutische Medizin, davon 2 Jahre Stationsdienst

- 1 Jahr Psychiatrie und Psychotherapie
  anrechenbar $^1/_2$ Jahr Kinder- und Jugendpsychiatrie und -psycho-
  therapie
  oder Medizinische Psychologie
  oder Medizinische Soziologie
  1 Jahr Innere Medizin
  anrechenbar $^1/_2$ Jahr Haut- und Geschlechtskrankheiten
  oder Frauenheilkunde und Geburtshilfe
  oder Kinderheilkunde
  oder Neurologie
  oder Orthopädie.

Für die Zulassung zur Facharztprüfung müssen zudem u.a. zahlreiche Behandlungsstunden, Supervisionen und die Teilnahme an Balint-Gruppen nachgewiesen werden.

■ Zusatzausbildungen

- Naheliegende Zusatzbezeichnung: Psychoanalyse (siehe Kapitel C42.15).

■ Zahlen und Aussichten

- Nach der jüngsten Änderung des Psychotherapeutengesetzes können nun auch psychologische Psychotherapeuten mit den Kassen abrechnen. Somit wird durch die Budgetierung der aufzuteilende „Topf" abermals kleiner und der Punktwert fällt, so daß viele Psychotherapeuten Existenzsorgen plagen.
- Am 1.1.99 waren 2 916 Psychotherapeutische Mediziner registriert (+33,6% gegenüber 1998), wovon 75 ohne ärztliche Tätigkeit waren. Niedergelassen waren 2 134.
- Infos [Adr.].

Rechtsmedizin

■ Arbeitsbedingungen und Tätigkeiten

In der Rechtsmedizin steht die Obduktion im Vordergrund. Neben
medizinischem Wissen ist auch ein großes kriminalistisches Wissen
erforderlich. Außer dem Obduktionssaal ist der Gerichtssaal eine
wichtige Arbeitsstätte des Rechtsmediziners. Dort wird er regelmäßig
zu forensischen Aspekten befragt. Neben den Obduktionsbefunden
spielen psychopathologische Befunde bei Fragen der Zurechnungs-
fähigkeit eine wichtige Rolle.

■ Voraussetzungen für den Facharzt

- 5 Jahre an Weiterbildungsstätte; davon kann 1 Jahr bei einem niedergelassenen Arzt absolviert werden:
  - $3^1/_2$ Jahre an Institut für Rechtsmedizin
    anrechenbar $^1/_2$ Jahr Allgemeinmedizin
    oder Anatomie
    oder Öffentliches Gesundheitswesen
    oder klinische Tätigkeit
    oder theoretisch-medizinische Tätigkeit.
  - 1 Jahr Pathologie
  - $^1/_2$ Jahr Psychiatrie und Psychotherapie.

  Für die Zulassung zur Facharztprüfung müssen zudem u.a. eine
  bestimmte Anzahl von Obduktionen und Gutachten nachgewiesen
  werden.

■ Zahlen und Aussichten

- Am 1.1.99 waren 288 Rechtsmediziner registriert (-0,7% gegenüber
  1998), wovon 68 ohne ärztliche Tätigkeit waren. Niedergelassen
  waren neun.
- Infos [Adr.].

C
38

Strahlentherapie

■ Arbeitsbedingungen und Tätigkeiten

In der Strahlentherapie gibt es zwei große Arbeitsbereiche: auf der einen Seite die Technik der Bestrahlungsplanung und -durchführung und auf der anderen Seite die radioonkologische Patientenbetreuung während der Strahlentherapie und in der regelmäßigen Nachsorge. Die technische Seite erfordert ein besonderes Interesse an der Apparatemedizin mit ihren Möglichkeiten und Indikationen. Ein gewisses physikalisches und mathematisches Grundwissen bzw. -interesse ist für die Bestrahlungsplanung und vor allem im Hinblick auf die Isodosenverläufe und die Schonung der angrenzenden Organe wichtig. Räumliches Vorstellungsvermögen ist bei der Bestrahlungsplanung von dreidimensionalen Strukturen in verschiedenen Ebenen gefordert. Es ist äußerste Präzision notwendig, um Nebenwirkungen zu vermeiden und gesundes Gewebe zu schonen. Alle Arbeitsschritte erfolgen in enger Kooperation mit Physikern, Technikern, meist auch den Werkstattmeistern und natürlich den MTRAs, die in der Regel die eigentliche Bestrahlung durchführen. Auch der Kontakt zu den zuweisenden Disziplinen muß gut und eng sein.

Neben der Betreuung der Patienten stellen die Gespräche mit den besorgten Angehörigen einen erheblichen zeitlichen Mehraufwand in der täglichen Arbeit dar. Auch wenn oft von kurativen Therapiekonzepten gesprochen wird, haben die Patienten nur in den seltensten Fällen eine echte, lebenslange Heilung zu erwarten, und häufig sind von Anfang an nur palliative Maßnahmen möglich. Der tägliche Umgang mit existenziellen Fragen stellt eine erhebliche psychische Belastung dar: Man sollte sich klarmachen, daß der Umgang mit Tod und Sterben auch die eigene Einstellung immer wieder zum Thema macht, was einem „Burn-out" Vorschub leisten kann. Wenn man sich auf die Patienten einläßt, den Menschen behandelt und nicht nur das erkrankte Organ, wenn man bei allem Taktgefühl offen und ehrlich ist und dennoch Trost und Hoffnung geben kann, wird das Gefühl vorherrschen, trotzdem geholfen zu haben; dann kann die Arbeit sehr befriedigend sein. Allerdings müssen dazu auch die Grenzen des eigenen Tuns akzeptiert werden.

In der perkutanen Strahlentherapie kommen heute nahezu keine Radionuklide mehr zum Einsatz, und auch in der Afterloadingtherapie hat der Arzt auf Grund computergesteuerter Techniken in aller Regel keinen direkten Kontakt zu den Radionukliden. Erhöhte Strahlenbelastungen treten auch durch Patientenkontakte nicht auf. Insgesamt ist die Strahlenbelastung unter Beachtung der gesetzlichen Vorschriften und präziser Arbeit für den Arzt gegenüber der normalen Hintergrundexposition nicht erhöht. Trotzdem ist die strahlenschutzärztliche Überwachung notwendig, da in Kontrollbereichen gearbeitet wird und Unfälle nie auszuschließen sind. Auch kann eine gute Dokumentation ggf. Schadensersatzansprüche besser rechtfertigen. Auf Grund der gesetzlichen Vorschriften ist eine Arbeit im Kontrollbereich während einer Schwangerschaft ebenso wie eventuelle Nachtdienste nicht zugelassen - die ärztliche Tätigkeit erstreckt sich während dieser Zeit auf die strahlentherapeutische Tumor-Nachsorge.

■ Voraussetzungen für den Facharzt
- 5 Jahre an Weiterbildungsstätte, wovon 1 Jahr bei einem niedergelassenen Arzt absolviert werden kann:
  - 1 Jahr muß im Stationsdienst abgeleistet werden
  - 1 Jahr Diagnostische Radiologie
  - 3 Jahre Strahlentherapie.

■ Zahlen und Aussichten
- Die meisten Strahlentherapeuten arbeiten in größeren Kliniken mit onkologischen Abteilungen oder an Tumorzentren.
- Zur Niederlassung bietet sich eine Gemeinschaftspraxis mit Radiologen und/oder Onkologen an. Die Anfangsinvestitionen oder Beteiligungen können dabei sehr hoch sein.
- Am 1.1.99 waren 503 Strahlentherapeuten registriert (+20,6% gegenüber 1998), wovon 46 ohne ärztliche Tätigkeit waren. Niedergelassen waren 49.
- Infos [Adr.].

C
39

Transfusionsmedizin

■ Arbeitsbedingungen und Tätigkeiten

Zu den täglichen Aufgaben des Transfusionsmediziners gehören Gerinnungsphysiologie, Hämapherese, Transfusionen und Blutgruppenbestimmungen. Ferner erhält die Organisation von (Eigen-) Blutspenden eine zunehmende Bedeutung. Die Konservenverarbeitung, die Überwachung der Herstellung und die Konservenverwaltung fallen in den Verantwortungsbereich des Transfusionsmediziners. Beratende Funktionen übernimmt er besonders gegenüber hämato-onkologischen Internisten und Anästhesisten. Die Transfusionsmedizin ist von Teamarbeit bestimmt. Der wichtigste Arbeitsplatz ist das Labor. Ein gewisser Patientenkontakt, der allerdings an der Oberfläche bleibt, kommt durch die Untersuchungen der Spender zustande. Wegen verschärfter Bestimmungen bezüglich der Qualitätssicherung und der Probenkontrollen kam es zuletzt zu einer deutlichen Zunahme des Arbeitsaufwandes. Die Arbeitszeit ist oft gut geregelt. Dienste finden meist als Rufdienste für jeweils eine Woche statt.

C
40

■ Voraussetzungen für den Facharzt

- 5 Jahre an Weiterbildungsstätte, von denen 1 Jahr bei einem niedergelassenen Arzt absolviert werden kann:
  - 3 Jahre Transfusionsmedizin in Transfusionsdiensten oder transfusionsmedizinischen Instituten
    anrechenbar 1 Jahr Laboratoriumsmedizin
    oder anrechenbar $1/2$ Jahr Mikrobiologie und Infektionsepidemiologie.
  - 2 Jahre Anästhesie
    oder Chirurgie
    oder Herzchirurgie
    oder Innere Medizin
    oder Orthopädie
    oder Urologie.

■ Zusatzausbildungen

- Fortbildungsseminar der Deutschen Gesellschaft für Transfusions- und Immunhämatologie (DGTI, [Adr.]) in Bielefeld; Dauer: 1 Woche. Jede transfusionsmedizinische Einrichtung Deutschlands kann dorthin einen Vertreter entsenden. Dort findet ein Austausch der neuesten Entwicklungen und Ergebnisse statt.

■ Zahlen und Aussichten

- Eigenblutspenden bekommen eine immer größere Bedeutung. Die Zusammenarbeit mit der Anästhesie und der Chirurgie ist hier sehr intensiv.
- Auch die Blutspendeskandale der letzten Jahre wirken sich positiv auf den Bedarf an Transfusionsmedizinern aus. Zur Zeit finden in den transfusionsmedizinischen Abteilungen Deutschlands häufige Begehungen und Kontrollen statt, und möglicherweise wird die Anwesenheit eines Transfusionsmediziners in jedem Krankenhaus Gesetz.
- Am 1.1.99 waren 436 Transfusionsmediziner registriert (+14,1% gegenüber 1998), wovon 56 ohne ärztliche Tätigkeit waren. Niedergelassen waren 15.
- Infos [Adr.].

C
40

Urologie

■ Arbeitsbedingungen und Tätigkeiten
Die Urologie ist mit Chirurgie und Orthopädie das „männlichste"
Fachgebiet. Nicht nur, daß überwiegend Männer dieses Fach wählen,
auch die Patienten sind überwiegend Männer. Urologische Erkrankungen der Frauen werden vielfach von Gynäkologen mitbehandelt.
Die Urologie ist ein operatives Fach. Die Arbeitsbelastung und der
zeitliche Aufwand sind mit anderen operativen Fächern vergleichbar.

■ Voraussetzungen für den Facharzt
- 5 Jahre an Weiterbildungsstätte, wovon 1 Jahr bei einem niedergelassenen Arzt absolviert werden kann:
  - 4 Jahre Urologie
    anrechenbar $1/2$ Jahr Anatomie
    oder Frauenheilkunde und Geburtshilfe
    oder Kinderchirurgie
    oder Plastische Chirurgie
  - 1 Jahr Chirurgie im Stationsdienst.
  Zusätzlich ist für die Anmeldung zur Facharztprüfung ein „Op-Katalog" zu erfüllen„ die Durchführung und Befundung diagnostischer
  Verfahren (z.B. Sonographie, Zystoskopie) muß nachgewiesen
  werden.

■ Zusatzausbildungen
- Fachkunde Laboruntersuchungen in der Urologie: 6 Monate.
- Fakultative Weiterbildung in spezieller urologischer Chirurgie:
  2 Jahre an Weiterbildungsstätte, von denen 1 Jahr zusätzlich zur
  Gebietsweiterbildung abgeleistet werden muß.

■ Zahlen und Aussichten
- Die Urologen in den alten Bundesländern erzielten 1996 einen
  Praxisüberschuß vor Steuern von 200 330 DM, in den neuen Bundes-
  ländern kamen sie auf durchschnittlich 142 800 DM.
- Am 1.1.99 waren 4 812 Urologen registriert (+3,4% gegenüber 1998),
  wovon 626 ohne ärztliche Tätigkeit waren. Niedergelassen waren
  2 551.
- Offene Planungsbereiche gab es 1/98 insgesamt 105 von 461(= 23%).
- Die Kosten einer Praxisneugründung liegen bei rund 500 000 DM.
- Infos [Adr.].

Zusatzbezeichnungen

Zusatzbezeichnungen können zusätzlich zum Facharzttitel geführt werden. Allerdings ist nicht jede Zusatzbezeichnung mit jeder Facharztbezeichnung kombinierbar. Einige Gebiete gibt es sowohl als Facharzt- als auch als Zusatzbezeichnung.

■ Allergologie
Zur Erlangung der Zusatzbezeichnung sind erforderlich [Adr.]:
- 4 Jahre klinische Tätigkeit oder Anerkennung einer Gebietsbezeichnung.
  - 2 Jahre Allergologie
  - anrechenbar $1/2$ Jahr an Institut für Immunologie oder Klinisch-Immunologische Diagnostik.
- Hautärzte müssen eine 15monatige Weiterbildung bei einem befugten Arzt nachweisen.
- HNO-Ärzte, Internisten mit Schwerpunkt Pneumonologie und Kinderärzte müssen eine 18monatige Weiterbildung bei einem befugten Arzt nachweisen.

C
42

■ Balneologie und medizinische Klimatologie
Zur Erlangung der Zusatzbezeichnung sind erforderlich [Adr.]:
- 2 Jahre klinische Tätigkeit.
- Teilnahme an einführendem allgemeinem Kurs für medizinische Balneologie und Klimatologie von 3 Wochen Dauer.
- Teilnahme an aufbauendem gegliedertem Kurs für medizinische Balneologie und Klimatologie von 3 Wochen Dauer.
- 1 Jahr in einem im Deutschen Bäderkalender aufgeführten Heilbad oder Kurort.
  Badearzt oder Kurarzt darf sich nur nennen, wer in einem amtlich anerkannten Bade- oder Kurort in diesem Beruf tätig ist.

■ Betriebsmedizin
Die Zusatzbezeichnung ist auch für AiP geeignet, zumal sich die Möglichkeit einer 2-jährigen Weiterbildung in Arbeitsmedizin anschließt. Nach der neuen Verordnung über die erforderliche betriebsärztliche Betreuung von Klein- und Kleinstbetrieben hat diese Zusatzbezeichnung wie auch die Gebietsbezeichnung Arbeitsmedizin (siehe Kapitel C4) gute Perspektiven. Die Zusatzbezeichnung Betriebsmedizin (siehe Kapitel C42.3) darf jedoch im Gegensatz zur Gebietsbezeichnung nur an der Stätte der betriebsärztlichen Tätigkeit geführt werden.
Zur Erlangung der Zusatzbezeichnung sind erforderlich [Adr.]:
- 2 Jahre klinische Tätigkeit, davon 1 Jahr klinisch oder poliklinisch in Innerer Medizin.

- Teilnahme an theoretischem Kurs in Arbeitsmedizin von 3 Monaten Dauer, der in höchstens 6 Abschnitte unterteilt sein darf.
- 9 Monate Weiterbildung in Betriebs- oder Arbeitsmedizin an einer Weiterbildungsstätte.

■ Bluttransfusionswesen
Zur Erlangung der Zusatzbezeichnung sind erforderlich:

- 2 Jahre klinische Tätigkeit oder Anerkennung als Laborarzt oder Klinischer Pharmakologe oder Facharzt für Pharmakologie und Toxikologie.
- 1 Jahr an Weiterbildungsstätte im Blutspendedienst bzw. Abteilung für Transfusionsmedizin; $1/2$ Jahr medizinische Mikrobiologie und/oder Serologie kann bei Laborärzten angerechnet werden.
- Siehe auch (Kapitel C40)

C 42

■ Chirotherapie
Derzeit führen etwa 13 000 Ärzte diese Zusatzbezeichnung, besonders Chirurgen, Orthopäden und Allgemeinärzte. Die Begriffe Chirotherapie und Manuelle Medizin werden in Deutschland synonym verwendet. Ausüben darf diese Techniken nur, wer sich entsprechend weitergebildet hat. Die Manuelle Therapie darf auch von Physiotherapeuten angewandt werden. Sie schließt gegenüber der Chirotherapie lediglich die Manipulation aus, die nur von Ärzten durchgeführt werden darf. Osteopathen stammen aus der amerikanischen Schule der Manuellen Medizin. Zu unterscheiden sind die Chiropraktiker, bei denen es sich um Heilpraktiker mit Weiterbildung handelt.
Zur Erlangung der Zusatzbezeichnung sind erforderlich [Adr.]:

- 2 Jahre klinische Tätigkeit.
- Teilnahme an einführendem Kurs in theoretische Grundlagen und Untersuchungsmethoden manueller Befunderhebung an Wirbelsäule und Extremitätengelenken (Dauer: 12 Stunden).
- Teilnahme an einwöchigem klinischem Kurs in Orthopädie oder Nachweis einer $1/2$-jährigen Weiterbildung in Orthopädie.
- Teilnahme an einem Kurs zu 60 oder an zwei Kursen zu 36 Stunden in Untersuchungstechniken, Mobilisationen und Manipulationen an den Extremitätengelenken.
- Teilnahme an drei Kursen zu je 60 oder an fünf Kursen zu je 36 Stunden in Untersuchungstechniken, Weichteiltechniken, Mobilisationen, gezielte Manipulationen und Übungsbehandlungen an allen Wirbelgelenken sowie der Radiologie unter chirotherapeutischen Gesichtspunkten. Die Kurse sollten in Abständen von mindestens 3 Monaten absolviert werden und kosten jeweils etwa 1 000,- DM.

■ Flugmedizin

Zur Erlangung der Zusatzbezeichnung sind erforderlich [Adr.]:

- 2 Jahre Weiterbildung in Innere Medizin oder 5 Jahre an flugmedizinischem Institut.
- Teilnahme an einführendem 3- oder 4wöchigem Lehrgang in Flugmedizin (Dauer: 180 Stunden).
- Cockpiterfahrungen in Großflugzeugen bei Flügen über mehrere Zeitzonen.
- Erwerb des Luftfahrerscheins oder 4jährige praktische Erfahrung und Anerkennung als Fliegerarzt.

■ Handchirurgie

Zur Erlangung der Zusatzbezeichnung sind erforderlich [Adr.]:

- Anerkennung von Chirurgie oder Plastischer Chirurgie oder Orthopädie.
- 3 Jahre ganztägige Arbeit an einer Weiterbildungsstätte.
- Abschluß durch Prüfung.

■ Homöopathie

Auch wenn die Homöopathie nach wie vor umstritten und den Wirksamkeitsnachweis immer noch schuldig geblieben ist, erfreut sie sich bei Patienten und Ärzten großer Beliebtheit.

Zur Erlangung der Zusatzbezeichnung sind erforderlich:

- 2 Jahre klinische Tätigkeit.
- 3 Jahre theoretische und praktische Beschäftigung mit homöopathischen Heilverfahren oder eine einjährige Weiterbildung an einem Krankenhaus mit anerkannter homöopathischer Leitung.
- Teilnahme an einem 6monatigen Kurs oder an sechs 1wöchigen Kursen in homöopathischer Therapie zu 40 Stunden [Adr.]. Die Kurse kosten jeweils etwa zwischen 300,- und 700,- DM.

■ Medizinische Genetik

Die medizinische Genetik ist oft eine sinnvolle Ergänzung für Gynäkologen.

Zur Erlangung der Zusatzbezeichnung sind erforderlich (siehe auch Kap. C13):

- 4 Jahre klinische Tätigkeit oder Gebietsanerkennung.
- 2 Jahre an Weiterbildungsstätte in klinischer Genetik und genetischer Beratung.
- Nachweis von 100 genetischen Beratungen in mindestens 30 verschiedenen Problemstellungen oder Krankheitsbildern.
- Abschluß durch Prüfung.

C
42

■ Medizinische Informatik

Die Aufgabegebiete reichen von der medizinischen Software-
Entwicklung über Forschung und Entwicklung in der Pharmaindustrie bis zur EDV-Leitung einer Landesärztekammer. In einer Klinik
etablieren Sie z.B. Informationssysteme, Archivierungsdatenbanken
und Simulations- oder Trainingsprogramme. Bei der Optimierung
medizinischer Arbeitsabläufe wirken medizinische Informatiker mit.
Dort müssen sie zwischen den Bedürfnissen von Patienten, Pflegen-
den und Ärzten vermitteln. Die Aussichten sind besonders in Zeiten
von Internet und Telemedizin recht gut. Aufgabengebiete finden sich
in den verschiedensten Bereichen:

- Öffentliches Gesundheitswesen: Krankenhäuser, Gesundheitsäm-
  ter, Rehabilitationskliniken, Kurkliniken.
- Industrie: Forschung und Entwicklung in der pharmazeutischen
  Industrie, Unternehmensberatung, Software-Hersteller.
- Privates Gesundheitswesen: niedergelassene Ärzte, Betriebsärzte,
  Apotheken, Krankenhäuser, Krankenkassen.
- Forschung und Lehre: Universitäten, Forschungseinrichtungen
  usw..
- Politische Entscheidungsträger: Kassenärztliche Vereinigungen,
  Rentenversicherungsträger, Ärzteverbände, politische Parteien
  usw..

Zur Erlangung der Zusatzbezeichnung sind erforderlich:

- 2 Jahre klinische Tätigkeit.
- $1^1/_2$ Jahre Arbeit an einer Weiterbildungsstätte. Universitäre Institute
  gibt es z.B. in Aachen, Bonn, Heidelberg, Hildesheim oder Marburg
  [Adr.].

Es werden aber auch private Lehrgangsanbieter von manchen Ärztekammern anerkannt. Hier sind die Kosten sehr hoch, doch werden sie
eventuell ganz oder teilweise vom Arbeitsamt übernommen. Mögliche Anbieter sind die Deutsche Gesellschaft für Medizinische Dokumentation, Information und Statistik (GMDS), das
Computer-Bildungs-Institut (CBI), das Ihler Data Bildungszentrum,
die Management-Bildungs-Akademie (MBA), das mibeg-Institut und
die ISP Data [Adr.]. Sie werden dort geschult in individueller Datenverarbeitung, spezieller medizinischer Datenverarbeitung und im
Umgang mit EDV-Großanlagen für Medizin und medizinische Statistik. Die Kurse dauern rund 1 Jahr und kosten etwa 20 000,- DM.

■ Naturheilverfahren

Bei der zunehmenden Beliebtheit der sog. Alternativmedizin sind die
Aussichten hier recht gut. Bei dieser Medizin wird eine aktive Mitarbeit des Patienten vorausgesetzt. Der Patient muß motiviert sein und
hinter der Behandlung stehen. Dadurch entsteht eine intensive und
gleichberechtigte Arzt-Patient-Beziehung. Allein dieser Umstand

macht die positiven Effekte auch von Methoden verstehbar, die bislang jeden Wirksamkeitsnachweis schuldig blieben. Auch als Vertretungsarzt (siehe Kapitel E10), z.B. eines Allgemeinmediziners, hat man wesentlich bessere Chancen mit einer entsprechenden Zusatzbezeichnung.

Zur Erlangung der Zusatzbezeichnung sind erforderlich:

- 2 Jahre klinische Tätigkeit.
- Teilnahme an vier 1wöchigen Kursen in naturgemäßen Heilweisen.
- 3 Monate an Weiterbildungsstätte als Blocklehrgang oder in Abschnitten von je mindestens 2 Wochen Dauer.
- Statt der vier Kurse und der 3monatigen Tätigkeit an einer Weiterbildungsstätte erfüllt auch eine sechsmonatige Tätigkeit an einer Krankenhauseinrichtung für Naturheilverfahren die Anforderungen. Informationen über Ausbildungsmöglichkeiten und Kursangebote sind über den Zentralverband der Ärzte für Naturheilverfahren e.V. zu beziehen [Adr.] (Akupunktur [Adr.], Phytotherapie, Aurikulomedizin, Chinesische Diätetik, Tibetische Medizin, Applied Kinesiology, Autogenes Training, Hypnose, Bach-Blüten-Therapie, Kolon-Hydro-Therapie, Eigenbluttherapie, Elektroneuraltherapie, Neuraltherapie, Sauerstofftherapie u.a.).

C
42

■ Phlebologie

Zur Erlangung der Zusatzbezeichnung sind erforderlich [Adr.]:

- 2 Jahre klinische Tätigkeit.
- $1^1/_2$ Jahre an Weiterbildungsstätte.
- Abschluß durch Prüfung.

■ Physikalische Therapie

Zur Erlangung der Zusatzbezeichnung sind erforderlich:

- 2 Jahre klinische Tätigkeit; die Weiterbildung hat sich auch auf Aufgaben der medizinischen Prävention und Rehabilitation zu erstrecken.
- 2 Jahre an Weiterbildungsstätte.
- Bei Internisten, Chirurgen und Orthopäden kann die im Rahmen der Gebietsweiterbildung nachgewiesene Weiterbildung in physikalischer Therapie bis zu $1^1/_2$ Jahren anerkannt werden.
- Teilnahme an 4wöchigem Kurs in Grundlagen und Techniken der physikalischen Medizin unter Berücksichtigung von Prävention und Rehabilitation (Dauer: 160 Stunden).
- Die Zusatzbezeichnung darf nur geführt werden, wenn für sechs der nachstehenden Therapien ausreichende Behandlungsmöglichkeiten mit entsprechender räumlicher und apparativer Ausstattung sowie qualifizierter personeller Besetzung vorhanden sind und die Behandlung ständig vom Ausbilder überwacht wird:

- Krankengymnastik und Bewegungstherapie
- Massage
- Extensionsbehandlung
- Wärme oder Kältebehandlung
- Elektrotherapie, Ultraschallbehandlung
- Hydrotherapie, Bäderbehandlung
- Lichttherapie
- Aerosoltherapie
- Klimatherapie
- Bei der Auswahl der erforderlichen Behandlungsmöglichkeiten sollen die gebietsspezifischen Erfordernisse des Arztes berücksichtigt werden, ebenso eventuelle ortsgebundene Therapiemöglichkeiten an Kurorten oder Heilbädern. (Siehe auch Kapitel C33.)

■ Plastische Operationen

Zur Erlangung der Zusatzbezeichnung sind erforderlich (siehe auch Kapitel C35):

- Anerkennung der Gebiete Hals-Nasen-Ohrenheilkunde oder Mund-Kiefer-Gesichtschirurgie von je 2 Jahren, wenn sie an einer Weiterbildungsstätte mit plastisch-chirurgischen Eingriffen erfolgten.

■ Psychoanalyse

Die Weiterbildung erfolgt in speziellen Ausbildungsinstituten, die von der Ärztekammer anerkannt sein müssen. Das bedeutet, daß der Lehranalytiker, bei dem man sich selbst einer Analyse unterzieht, dem entsprechenden Institut angehört [Adr.]. Die Lehranalyse ist als Selbsterfahrung fester Bestandteil der Ausbildung. Auch die Supervisionen und theoretischen Unterrichtsstunden werden von den Instituten ausgerichtet. Die Institute unterscheiden sich in manchen Teilen ihrer theoretischen Grundausrichtung (z.B. nach Sigmund Freud, nach Alfred Adler, nach C.G. Jung). Die Indikation zur Psychoanalyse kann bei Neurosen, Persönlichkeitsstörungen oder auch bei funktionellen und psychosomatischen Erkrankungen gegeben sein. Die Rahmenbedingungen entsprechen denen in der Psychotherapie, jedoch kommt hier manchmal die typische Couch hinzu. Die Psychoanalyse ist langfristig angelegt. Die Behandlungen erstrecken sich in der Regel über 160-300 Stunden in 2-3 Jahren. Da im Gegensatz zur Psychotherapie zwei Sitzungen pro Woche durchaus normal sind, werden die Beziehungen zu den Patienten noch intensiver, und die Phänomene Übertragung und Gegenübertragung spielen z.B. dadurch eine wesentlich größere Rolle. Die Ausbildungskosten betragen ca. 25 000,- DM pro Jahr und müssen selbst finanziert werden.
Zur Erlangung der Zusatzbezeichnung sind erforderlich:

- 2 Jahre klinische Tätigkeit, davon 1 Jahr Weiterbildung in Psychiatrie und Psychotherapie bei einem mindestens für 2 Jahre auf diesem

Gebiet weiterbildungsberechtigten Arzt.
- 5 Jahre während der gesamten Weiterbildungszeit begleitende tiefen-psychologisch fundierte und analytische Psychotherapie.
- Bei Ärzten mit 5jähriger praktischer Berufstätigkeit kann die vorge-schriebene Weiterbildung in Psychiatrie und Psychotherapie durch den Nachweis des Erwerbs entsprechender psychiatrischer Kennt-nisse ersetzt werden, soweit der Erwerb eines gleichwertigen Weiter-bildungsstandes in einem Fachgespräch nachgewiesen wird.

■ Psychotherapie

Ob man die Zusatzbezeichnung Psychotherapie anstrebt, hängt vor allem von dem persönlichen Interesse an dem Fach und von der Bereitschaft ab, sich auf den dazu erforderlichen Blick auf die eigene Seele einzulassen. Ein weiterer wichtiger Punkt in diesem Zusam-menhang ist, ob diese Zusatzbezeichnung zu der Facharztausbildung gut paßt. Zu diesen Fachrichtungen gehören z.B. Psychiatrie, Allge-meinmedizin, Gynäkologie und Innere Medizin. Die Arbeit ist für viele Niedergelassene finanziell nicht lukrativ. Entweder werden die Termine an die Sprechstunden angehängt oder vereinzelt statt dieser vergeben. Doch kann z.B. ein Allgemeinmediziner in der gleichen Zeit mit seiner eigentlichen Arbeit mehr Geld verdienen (siehe auch Kapi-tel C37 und C42.15, [Adr.]).

Zur Erlangung der Zusatzbezeichnung sind erforderlich:
- 2 Jahre klinische Tätigkeit, davon 1 Jahr Weiterbildung in Psychiatrie und Psychotherapie bei einem mindestens für 2 Jahre auf diesem Gebiet weiterbildungsberechtigten Arzt, auf die $1/2$ Jahr Kinder- und Jugendpsychiatrie und -psychotherapie oder Psychotherapeutische Medizin anrechenbar sind.
- 3 Jahre während der gesamten Weiterbildungszeit begleitende Psychotherapie.
- Bei Ärzten mit 5jähriger praktischer Berufstätigkeit kann die vorge-schriebene Weiterbildung in Psychiatrie und Psychotherapie durch den Nachweis des Erwerbs entsprechender psychiatrischer Kennt-nisse ersetzt werden, soweit der Erwerb eines gleichwertigen Weiter-bildungsstandes in einem Fachgespräch nachgewiesen wird.

■ Rehabilitationswesen

Die Rehabilitationsmedizin wird leider immer noch mit der Sozial-medizin oder der Kurmedizin verwechselt. Es gibt zwar Überschnei-dungen zu diesen Bereichen, dennoch handelt es sich um ein eigenständiges und an Bedeutung zunehmendes Gebiet. Durch die demographische Entwicklung und den medizinischen Fortschritt nimmt die Zahl der Patienten mit chronischen Erkrankungen stetig zu. Diesem Umstand ist es zu verdanken, daß die Rehabilitationsme-dizin zusätzlich einen eigenen Facharzttitel erhalten hat (siehe Kapi-

C
42

tel C33). Bei der Rehabilitation ist der Mediziner auf die Kooperation mit beteiligten Berufsgruppen angewiesen, wie z.B. Physiotherapeuten, Ergotherapeuten und Psychotherapeuten.

Zur Erlangung der Zusatzbezeichnung sind erforderlich:

- Anerkennung eines Gebietes oder 4 Jahre anrechenbare Weiterbildungszeit.
- Teilnahme an theoretischem Grundkurs und Aufbaukurs für Rehabilitation von jeweils 4 Wochen.
- 1 Jahr an Weiterbildungsstätte, wobei $1/2$ Jahr im nichtstationären Bereich anrechenbar ist.

■ Sozialmedizin

Diese Zusatzbezeichnung gestattet vor allem die gutachterliche Tätigkeit bei vertrauensärztlichen Dienststellen für Renten und Kuren u.a. (LVA, BfA, Krankenkassen, private Versicherungsträger, Versorgungsämter). Sie beraten die Träger der gesetzlichen Krankenversicherung, sichern den Behandlungserfolg und überprüfen die Effektivität und die Wirtschaftlichkeit von Kliniken und anderen Ärzten. Besonders günstig ist die Kombination mit den Gebietsbezeichnungen Innere Medizin, Chirurgie oder Orthopädie [Adr.].

Zur Erlangung der Zusatzbezeichnung sind erforderlich:

- Anerkennung eines Gebietes oder 4 Jahre anrechenbare Weiterbildungszeit.
- Teilnahme an theoretischem Grundkurs und Aufbaukurs für Sozialmedizin von jeweils 4 Wochen.
- 1 Jahr an Weiterbildungsstätte.
- Die Zusatzbezeichnung darf vom Arzt nur an der Stätte seiner sozialmedizinischen Tätigkeit geführt werden.

■ Sportmedizin

Sportmediziner arbeiten in sportmedizinischen Instituten, Sportkliniken und Reha-Zentren. Manche betreuen auch selbständig Spitzensportler, den örtlichen Boxverein oder einen Tennisclub. In Zukunft wird die medizinische Versorgung von Fitneßstudios ein weiteres Betätigungsfeld für den Sportmediziner eröffnen. Die Sportmedizin ist somit eine ideale Ergänzung zu allen operativen und internistischen Fächern [Adr.].

Zur Erlangung der Zusatzbezeichnung sind erforderlich:

- 2 Jahre klinische Tätigkeit, auf die eine 1jährige ganztägige Weiterbildung an einem sportmedizinischen Institut anrechenbar ist.
- Teilnahme an theoretischen und praktischen Einführungskursen der Leibesübungen von 120 Stunden Dauer und Teilnahme an sportmedizinischen Kursen von 120 Stunden Dauer sowie 1jährige praktische sportärztliche Tätigkeit in einem Sportverein oder Sportbund. Statt

dessen kann auch eine 1jährige ganztägige Weiterbildung an einem sportmedizinischen Institut erfolgen.

■ Stimm- und Sprachstörungen

Zur Erlangung der Zusatzbezeichnung sind erforderlich (siehe auch Kapitel C32):

- 2 Jahre klinische Tätigkeit, auf die die beiden folgenden Weiterbildungsabschnitte anrechenbar sind:
  - 1 Jahr in diagnostischer Hals-Nasen-Ohrenheilkunde.
  - $1/2$ Jahr in Stimm- und Sprachstörungen.

■ Tropenmedizin

Als Tropenmediziner stehen die reisemedizinische Beratung und Impfungen im Vordergrund. Am ehesten wird man diese Zusatzbezeichnung als Allgemeinmediziner oder Internist anstreben. Bei manchen Entwicklungshilfeprojekten ist diese Zusatzbezeichnung Voraussetzung.

Zur Erlangung der Zusatzbezeichnung sind erforderlich:

- Teilnahme an einem Kurs von mindestens 3 Monaten Dauer in Tropenkrankheiten und medizinischer Parasitologie an einem von einer Ärztekammer anerkannten tropenmedizinischen Institut (Berlin, Hamburg, Heidelberg, Rostock, Tübingen, Würzburg; im Ausland Amsterdam, Antwerpen, Basel, Liverpool, London, Marseille). Die Gebühr beläuft sich z.B. beim Bernhard-Nocht-Institut für Schiffs- und Tropenkrankheiten in Hamburg auf etwa 2 700,- DM für 320 Unterrichtungsstunden [Adr.].
- 1 Jahr an einem Weiterbildungsinstitut außerhalb der Tropen in einem Tropenkrankenhaus, einer tropenmedizinischen Fachabteilung oder in der klinischen Ambulanz eines Tropeninstituts, dies ist der eigentliche Engpaß der Ausbildung.
- 1 Jahr praktische Tätigkeit in den Tropen, in einer klinischen Ambulanz, auf einer allgemeinen Krankenstation oder auf einer Station für Innere Krankheiten oder Kinderkrankheiten, soweit die Behandlung von Tropenkrankheiten dort einen wesentlichen Anteil der ärztlichen Tätigkeit ausmacht.

■ Umweltmedizin

Die Umweltmedizin befaßt sich mit den Wirkungen von Umweltfaktoren auf den menschlichen Organismus und mit den Wechselwirkungen von Umwelteinflüssen und Gesundheit. Wie wir aus der täglichen Erfahrung wissen, bewegt sie sich damit oft im Bereich unklarer Expositionsverhältnisse und schwer erkennbarer Ursache-Wirkungszusammenhänge. Um so wichtiger ist deshalb der Einsatz empirischer, epidemiologischer, toxikologischer und klinisch-diagnostischer Methoden. Das Ziel muß es sein, umweltbezogene Richt-,

Grenz- und andere Leitwerte zu erstellen, die immer wieder an der Wirklichkeit gemessen und an diese angeglichen werden. In den Praxen werden umweltmedizinische Fragestellungen meist an Internisten, Dermatologen und Allergologen herangetragen. Sie müssen dann zu klären versuchen, ob ein Zusammenhang zwischen einem Symptom und einer verdächtigen Umweltnoxe besteht. Es gibt auch verschiedene öffentliche Institutionen und Universitäten, die sich mit umweltmedizinischen Fragestellungen befassen. Dennoch scheint die Umweltmedizin keine berufliche Alternative für junge Ärzte zu sein. Sie ist vielmehr eine Ergänzung für bereits erfahrene Ärzte, die sich bereits z.B. durch Zusatzbezeichnungen wie Allergologie länger mit der Umweltmedizin befaßt haben.

Zur Erlangung der Zusatzbezeichnung sind erforderlich:

- Anerkennung eines Gebietes oder 4 Jahre anrechenbare Weiterbildungszeit.
- $1^1/_2$ Jahre an Weiterbildungsstätte mit maximal 6 Monaten theoretischer Weiterbildung.
- Teilnahme an Kurs in Umweltmedizin von 200 Stunden innerhalb von 2 Jahren.

**C
42**

■ Fachkunde Rettungsdienst

■ Arbeitsbedingungen und Tätigkeiten:

Der Erwerb der Fachkunde Rettungsdienst kann in manchen Bereichen ein entscheidender Bewerbungsvorteil sein. In der Anästhesie ist sie Voraussetzung, auch in der Inneren Medizin und der Chirurgie ist diese Weiterbildung gern gesehen. Eine schwierige Hürde ist der Einzelnachweis von 10 unter unmittelbarer Leitung eines erfahrenen Notarztes behandelten lebensbedrohlichen Verletzungen. Am Tage normalen Stationsdienst zu verrichten und nachts auf einen Einsatz zu warten, kann sehr belastend sein.

Auf eine ganz andere Art belastend kann die Arbeit im Rettungsdienst selbst sein. Über $^2/_3$ der Einsätze sind der Inneren Medizin zuzuordnen. Ein anderer Teil sind z.B. Verkehrsunfälle. Diese Situationen sind für einen Rettungsarzt nicht leicht zu verarbeiten. Oft können nur einzelne Personen gerettet werden, dann treten Schuldgefühle, Selbstzweifel und Versagensängste auf. Aus diesem Grunde gibt es (leider nicht überall) Gesprächsgruppen der beteiligten Helfer mit Psychotraumatologen. So soll dem Rettungsarzt geholfen werden, seine Erlebnisse zu verarbeiten.

■ Voraussetzungen:

- Die Fachkunde Rettungsdienst wird in den einzelnen Ländern über im Detail unterschiedliche Anforderungen erlangt. Informieren Sie sich deshalb für eine genaue Planung bei Ihrer zuständigen Ärztekammer.

- Mindestens 18 Monate klinische Arbeit. Davon müssen 3 Monate ganztägig auf einer Intensivstation, in der Anästhesie im OP oder in einer Notaufnahmeeinheit abgeleistet werden. Dabei müssen verschiedene Fertigkeiten einzeln nachgewiesen werden, wie z.B. 25 endotracheale Intubationen, 2 Thoraxdrainagen, 10 Einsätze im Notarztwagen oder Rettungshubschrauber u.a.
- Teilnahme an den ABCD-Kursen (80 Stunden zu je 45 min).

■ Zahlen und Aussichten:

- Für einen 24-Stunden-Dienst kann derzeit mit einem Gehalt von etwa 700,- DM gerechnet werden. Dabei spielt jedoch zu einem gewissen Teil die Einsatzzahl während des Dienstes eine Rolle.
- Die Fachkunde Rettungsdienst ist besonders in den Fächern Anästhesie, Innere Medizin und Chirurgie eine sinnvolle Zusatzqualifikation, die die Einstellungschancen erhöht.

C
42

Arzt im Ausland

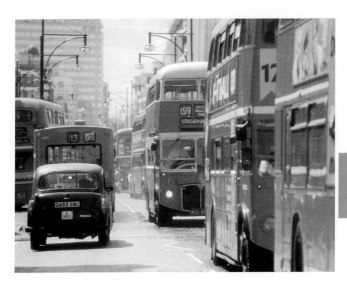

Einleitung

Eine Tätigkeit als Mediziner im Ausland kommt natürlich nicht für jeden in Frage. Allerdings steigt die Zahl der Interessierten. Dies liegt an der zunehmend angespannten Arbeitsplatzsituation für Mediziner in Deutschland. Allerdings ist auch im Ausland die Lage der Mediziner nur in wenigen Fällen günstiger als in Deutschland, so z.B. in Großbritannien oder in Norwegen. Abgesehen davon bestehen die besten Chancen in afrikanischen Entwicklungsländern. Diese Angaben verändern sich jedoch mittelfristig immer wieder. So gab es für einige Jahre eine relativ starke Nachfrage aus den Erdölländern nach Baustellenärzten, doch ist diese wieder zurückgegangen. Stellen in lateinamerikanischen Ländern sind vergleichsweise schwierig zu erlangen. Für **Tätigkeiten bei internationalen Organisationen** haben Mediziner aus der BRD einen etwas schlechteren Stand, da oft ein „Public Health"-Diplom verlangt wird, das erst in einem Ergänzungsstudiengang erworben werden muß, der in Deutschland zwar inzwischen angeboten wird (siehe Kapitel G7), jedoch noch nicht die gleiche internationale Anerkennung genießt, wie die in den USA übliche Ausbildung auf diesem Gebiet. Eine wichtige Frage ist zunächst, ob der Auslandsaufenthalt die AiP-Phase oder auch die Facharztausbildung oder Teile davon umfassen soll. Die **Einhaltung der Weiterbildungsrichtlinien** muß unbedingt beachtet und vorher abgeklärt werden, d.h. das Krankenhaus muß in Deutschland als Weiterbildungsstätte anerkannt sein. Wichtig hierfür sind Informationen z.B. über die Abteilungsgröße (Bettenzahl), die personelle und apparative Ausstattung, das Patientengut, die Fachrichtungen, den ärztlichen Personalschlüssel, den Versorgungsauftrag (Einwohnerzahl, Region) sowie die Qualifikation des Abteilungschefs. Bei Stellenangeboten aus dem Ausland werden häufig bereits mehrere Jahre Berufserfahrung vorausgesetzt. Ebenso sind gelegentlich Zusatzbezeichnungen wie z.B. Tropenmedizin (siehe Kapitel C42.21) erforderlich. Neben den sprachlichen Voraussetzungen ist häufig eine gute Gesundheit entscheidend für einen Auslandsaufenthalt. Frühzeitig sollte außerdem damit begonnen werden, sich Kenntnisse über Kultur, Geschichte, Politik und Religion des Gastlandes anzueignen. Trotzdem kann es vorkommen, daß man auch bei Erfüllung sämtlicher Kriterien keine Anerkennung im Sinne der deutschen Vorgaben für das AiP erhält, da teilweise der medizinische Standard so niedrig ist, daß die angelegten Ausbildungsmaßstäbe nicht erfüllbar sind. Außerdem unterscheiden sich gelegentlich die Ausbildungswege und -systeme so stark, daß auch aus diesem Grunde eine Anerkennung unmöglich sein kann.

D

Neben der ausführlichen Beschreibung der beliebtesten Länder für
eine ärztliche Tätigkeit im Ausland haben wir im Abschnitt Länderinformationen (s.u.) die wichtigsten Fakten und günstigsten Kontakt-
adressen für zahlreiche andere Länder aufgeführt. Das Bundesverwaltungsamt stellt ferner eine Informationsbroschüre mit dem
Titel „Abschluß von Arbeitsverträgen bei Auslandstätigkeit" [Adr.]
zur Verfügung, und bei der BfA gibt es Merkblätter zu den Versicherungen bei Auslandsaufenthalten [Adr.].

D

Länderinformationen

(Im Adressenteil befinden sich für besonders hartnäckige Interessenten weitere Adressen zu Ländern, die hier nicht weiter besprochen werden, da entweder eine Anstellung als AiP oder Arzt fast unmöglich erscheint oder weil keine weiteren Informationen zur Verfügung stehen.)

Angola: Vermittlung über das Komitee Cap Anamur [Adr.].

Australien: Es besteht Gleichwertigkeit von „trainee intern-ship" und AiP, allerdings sind Chancen für eine Stelle insgesamt schlecht [Adr.].

Benin: Vermittlung über DED [Adr.]. Als Ausbilder versucht man, mit Basissanitätern und Hebammen die Dorfgesundheit zu verbessern.

Bolivien: Das AiP kann wegen eines Austauschabkommens am Deutschen Krankenhaus in La Paz abgeleistet werden [Adr.]. Allerdings gibt es in Bolivien eine Ärzteschwemme. Die Bezahlung beträgt einige 100 Mark pro Monat, und es sind nur vereinzelte Stellen zu vergeben.

Bosnien: Vermittlung über Komitee Cap Anamur [Adr.].

Brasilien: Auch in Brasilien gibt es eine Ärzteschwemme, dennoch ist das AiP grundsätzlich möglich [Adr.]. Das deutsche Studium wird nicht anerkannt, aber es gibt ein deutsch-brasilianisches Austauschprogramm für alle Fachgebiete ohne zwingende Portugiesisch-Kenntnisse. Regelmäßige Seminare für Interessenten und Sprachkurse mit Betonung der medizinischen Sprache werden von der Deutsch-Brasilianischen Gesellschaft für Medizin e.V. (DBGM [Adr.]) angeboten.

Chile: Eine Tätigkeit als Arzt und AiP ist grundsätzlich möglich. Das Krankenhaus muß direkt angeschrieben werden. Adressen sind über die deutsche Botschaft in Santiago de Chile zu erhalten [Adr.].

Dänemark: In Dänemark gibt es ein System, das dem britischen vergleichbar ist. Der dem AiP vergleichbare „Turnus-Arzt" absolviert je 6 Monate Innere Medizin, Chirurgie und Allgemeinpraxis. Wegen Landflucht stehen die Chancen für deutsche Ärzte in den ländlichen Kliniken gut. Sprachkenntnisse sind erforderlich und werden in einer Prüfung kontrolliert. Das Assistentengehalt beläuft sich durchschnittlich auf 6 500,- DM brutto [Adr.].

D 1

Ecuador: Die Ableistung des AiP ist möglich, allerdings muß die spanische Sprache beherrscht werden (Bescheinigung). Zunächst ist ein Schreiben von einer deutschen Hochschule an den Dekan der ecuadorianischen Zentraluniversität darüber nötig, daß der Bewerber Arzt ist und eine Hospitation in Ecuador wünscht. Einsatzgebiete sind Pädiatrie, Innere Medizin, Chirurgie sowie Gynäkologie und Geburtshilfe. In jedem Fach wird von einem Einsatz von 10 - 12 Wochen ausgegangen. Die Kosten für Unterbringung, Anreise, Arbeitskleidung und Verpflegung sind selbst zu tragen, Lohn gibt es nicht. Die Bearbeitungszeit eines solchen Antrages kann sehr lange sein, die Reise sollte keinesfalls ohne einen endgültigen Bescheid angetreten werden [Adr.].

El Salvador: Vermittlung über Komitee Ärzte für die Dritte Welt [Adr.].

Eritrea: Vermittlung über Komitee Cap Anamur [Adr.].

Finnland: Finnische Sprachkenntnisse sind Voraussetzung für eine Anstellung. Die Ärztearbeitslosigkeit nimmt zu, ist aber noch gering. Es gibt keine zentrale Vermittlungsstelle, d.h. die Bewerbung muß direkt an die Krankenhäuser gerichtet werden [Adr.].

Frankreich: Die Stellenvergabe erfolgt zwischen April und Oktober. Die Krankenhäuser melden der Uni ihre freien Stellen, die zunächst mit Franzosen besetzt werden. Weitere freie Stellen werden mit Ausländern besetzt. Deshalb sollte man sich frühzeitig an den Unis Listen besorgen und die Krankenhäuser anschreiben. Freie Stellen finden sich besonders in der französischen Provinz, gute Sprachkenntnisse sind Voraussetzung. Zu verdienen sind als Assistent rund 3 000,- DM [Adr.].

Guatemala: Es besteht kein Interesse an ausländischen Ärzten, so daß es sehr schwierig sein dürfte, eine Stelle zu bekommen [Adr.].

Indien: Vermittlung über Komitee Ärzte für die Dritte Welt [Adr.]. Es gibt z.B. Ambulanzen, rollende Kliniken oder Impfprogramme. Das AiP kann nicht abgeleistet werden, da keine gegenseitige Anerkennung der Ausbildung besteht. Weitere Infos bei Euro India Medical Exchange [Adr.].

Irland: In den letzten Jahren hat die Zahl ausländischer Ärzte in Irland deutlich zugenommen, da noch immer ein relativer Ärztemangel besteht. Meistens handelt es sich um britische Ärzte, doch sind die Aussichten insgesamt nicht schlecht [Adr.].

D 1

Island: Es bestehen kaum Chancen für deutsche Ärzte auf eine Anstellung. Selbst einheimische Ärzte müssen vielfach mit einer halben oder dreiviertel Stelle auskommen. Isländische Sprachkenntnisse sind unabdingbare Voraussetzung [Adr.].

Israel: Nur bei Vollapprobation möglich.

Italien: Es besteht Gleichwertigkeit zwischen dem „Tirocinio pratico" und dem AiP. Die Chancen sind gering, aber gegeben, besonders falls es Beziehungen geben sollte [Adr.]. Die Ärztearbeitslosigkeit ist in Italien immer noch sehr hoch.

Jamaika: AiP möglich in Innere Medizin, Chirurgie, Unfallmedizin, Kinderheilkunde, Frauenheilkunde und Geburtshilfe. Meist erfolgt eine Anstellung für 3 Monate, gelegentlich auch für 6 Monate [Adr.].

Japan: Bei Sprachbeherrschung ist in Ausnahmen eine ärztliche Tätigkeit möglich bei erbrachtem 3. japanischem Staatsexamen [Adr.].

Jemen: Vermittlung über DED [Adr.], allerdings nur für Frauen, da die einheimischen Frauen nicht von Männern untersucht werden.

Jordanien: Trotz einer dem AiP vergleichbaren Praktikumsphase gibt es nicht genügend Krankenhausplätze für einheimische Ärzte, so daß es für ausländische Ärzte sehr schwierig ist, eine Stelle zu bekommen.

Kamerun: Es gibt Stellen für 6 - 18 Monate. Auch die Ableistung der AiP-Zeit ist möglich. Die Arbeitserlaubnis muß das Gesundheitsministerium in Kamerun erteilen, bei dem auch die Bewerbung erfolgt. Die Modalitäten werden über das Centre Universitaire des Sciences de la Santé (CUSS) abgeklärt [Adr.].

Kanada: Die Stellensituation für Ärzte ist äußerst angespannt, so daß die Aussichten für deutsche Bewerber um eine AiP-Stelle denkbar schlecht sind. Außerdem müssen ausländische Bewerber vor Praktikumsbeginn ein halbjähriges Zusatzstudium ableisten [Adr.].

Luxemburg: AiP möglich, aber nur wenige Plätze [Adr.].

Mexiko: Eine Anstellung auch als AiP ist möglich, eventuell werden Kost und Logis erstattet [Adr.].

Namibia: Eine Vermittlung erfolgt über den DED [Adr.]. Man arbeitet in mittleren Krankenhäusern mit mindestens zwei Ärzten zusammen. Die Austattung ist akzeptabel.

D 1

Neuseeland: Eine Stelle zu bekommen ist nicht leicht. Von der AiP-Zeit ist nur das letzte Drittel eventuell in Neuseeland abzuleisten. Voraussetzung vor Stellenantritt ist die Ableistung des neuseeländischen Examens [Adr.].

Niederlande: Eine Eintragung ins Ärzteregister (auch für das AiP) ist nur über eine nachgewiesene Stelle möglich [Adr.]. Eine Übersee-Tätigkeit auf den zu den Niederlanden gehörenden niederländischen Antillen kann ein besonderer Anreiz sein.

Österreich: Es gibt keine zentrale Vermittlungsstelle, d.h. man bewirbt sich direkt an den Krankenhäusern. Es besteht Gleichwertigkeit zwischen dem österreichischen „Turnusarzt" und dem AiP. Dennoch ist eine Bewerbung als AiP selten erfolgreich; Fachärzte haben bessere Aussichten [Adr.].

Pakistan: Vermittlung über das DRK [Adr.], das dort ein eigenes Krankenhaus unterhält.

Peru: Bei Bereitschaft zum Verzicht auf ein Gehalt ist eine Anstellung zur Ableistung des AiP und zur normalen ärztlichen Tätigkeit möglich [Adr.].

Philippinen: Vermittlung über Komitee Ärzte für die Dritte Welt [Adr.].

Portugal: Es besteht Gleichwertigkeit zwischen dem „internado geral" und dem AiP, aber für Deutsche ist nur unentgeltliche Arbeit möglich [Adr.].

Schweden: In Schweden gibt es kein Nachwuchsproblem für Ärzte und somit sind die Chancen für ausländische Ärzte schlecht (besonders AiP). Für diejenigen, die es auf eigene Faust versuchen möchten, ist die Kenntnis der schwedischen Sprache Voraussetzung [Adr.].

Spanien: In Spanien gibt es viele private Krankenhäuser, die auch gerne deutsche Ärzte anstellen, sofern die Sprache beherrscht wird. Außerdem herrscht in Spanien eine uneingeschränkte Niederlassungsfreiheit. Die Ableistung des AiP ist nicht möglich [Adr.].

Trinidad/Tobago: Die Ableistung des AiP ist nicht möglich.

Vietnam: Über das Komitee Cap Anamur [Adr.] können Krankenhäuser und Ambulanzen in den Provinzen Ninh Binh und Gia Vien vermittelt werden.

Arzt in Großbritannien

■ Arbeitsbedingungen und Tätigkeiten

In Großbritannien wird das Gesundheitssystem vollständig staatlich gelenkt. Deshalb gibt es bereits zu Beginn des Studiums eine strikte, am Bedarf orientierte Selektion. So entsteht in Großbritannien ein künstlich erzeugter Ärztemangel, der mit ausländischen Ärzten kompensiert wird. Sehr bewährt hat sich die Zusammenarbeit mit den deutschen Ärzten. Es können problemlos 2 Jahre abgeleistet werden, sei es als AiP oder als Weiterbildungsassistent. Als AiP arbeiten Sie als Junior House Officer (JHO) in der Chirurgie oder Inneren Medizin (sog. House-Jobs). Briten arbeiten in jedem Fach 6 Monate bis zur Vollapprobation. Als Deutscher müssen Sie jedoch wie in Deutschland 18 Monate ableisten. Die Aufteilung bleibt Ihnen überlassen. Nach 6 Monaten müssen Sie sich entweder eine andere Stelle suchen, was nicht besonders schwierig ist, oder sich im gleichen Haus erneut bewerben. Die Arbeitsanforderungen sind sehr hoch und 70-80 Wochenstunden keine Seltenheit. In der Regel kommen 11 Nachtdienste pro Monat mit anschließendem normalem Arbeitstag auf einen zu. Allerdings bringt dies zusammen mit dem guten Unterricht und einer entspannten, freundlichen Atmosphäre wegen des fehlenden Stellendrucks einen hohen Lernerfolg besonders in manueller Untersuchung, perioperativer Versorgung, Anamnese und Patientenmanagement. Jeder Arzt gehört einem Team (firm) aus Junior House Officer, Senior House Officer und/oder einem Registrar (Assistent mit Facharztausbildung) und einem Consultant (Chefarzt) an. Dieses Team hat eine feste Dienstverteilung (rota). Allerdings wird von manchen die reine Stationsarbeit als Nachteil empfunden. Erste Operationen oder das Erlernen apparativer Untersuchungstechniken stehen nicht auf dem Programm.

Als Senior House Officer (SHO) übt man sich im fächerübergreifenden Denken und wird an die diagnostischen Funktionsbereiche und kleinere Operationen herangeführt. Die Anleitung jüngerer Kollegen wird als natürlicher Bestandteil des eigenen Lernens begriffen.

■ Voraussetzungen

- Stellensuche über das Vermittlungsbüro der Zentralstelle für Arbeitsvermittlung (ZAV) [Adr.] oder das British Medical Journal [Adr.], The Lancet und auch das Deutsche Ärzteblatt. Verschiedene Finanzdienstleister und Versicherungen bieten in zahlreichen deutschen Städten Seminarveranstaltungen und persönliche Beratungen zu diesem Thema an [Adr.]. Eine eventuelle Übernahme anfallender Vorstellungskosten sollte vorher mit dem englischen Krankenhaus geklärt werden.

- Nutzen Sie persönliche Beziehungen. Inzwischen waren knapp 3000 Deutsche in Großbritannien.
- Sprachkenntnisse werden erwartet und im Einstellungsgespräch überprüft.
- Höchstalter: 35 Jahre.
- Lassen Sie sich eine Beschreibung des Krankenhauses schicken, und prüfen Sie sie gründlich.
- Eine Registrierung als Medical Practitioner beim General Medical Council (GMC), das man mit der Ärztekammer vergleichen kann, ist bei Nachweis einer Stelle als Pre-Registration House Officer (JHO) unerläßlich [Adr.].
- Für die Registrierung im britischen Ärzteregister müssen folgende Unterlagen in amtlich beglaubigter Übersetzung beigebracht werden:
  - Beleg über die Zahlung der Registrationsgebühr (AiP/JHO £ 400,- für die ersten sechs Monate, für jedes weitere halbe Jahr £ 140,- bzw. SHO £ 135,- im ersten Jahr und für jedes weitere £ 80,-). Paß oder Personalausweis (im Original);
  - Zeugnis über die ärztliche Prüfung (im Original);
  - vorläufige Berufserlaubnis (im Original).
  Nach der Registrierung erhält man alle Unterlagen zurück.

■ Zahlen und Aussichten

- Abhängig von Diensten und Arbeitszeit 4 300 - 6 900,- DM, wobei nicht zwischen AiP und Assistenzarzt unterschieden wird. Die Unterkunft in einer Krankenhauswohnung ist während der gesamten Zeit unentgeltlich.
- Die allgemeinen Aussichten sind, wie eingangs erwähnt, sehr gut.
- Die JHO-Zeit wird problemlos zur Vollapprobation anerkannt.
- Eine Vorbereitungszeit von weniger als $1/2$ Jahr kann bereits ausreichend sein, so daß ein Aufenthalt in Großbritannien auch relativ kurzfristig angestrebt werden kann.
- In den oberen Rängen der Mediziner-Laufbahn werden Ausländer in Großbritannien selten, da englische Bewerber bevorzugt eingestellt werden.

Arzt in Norwegen

■ Arbeitsbedingungen und Tätigkeiten

In Norwegen sind 1 000 Vollzeitstellen unbesetzt. Ursache dafür sind die strengen Zulassungsbeschränkungen zum Medizinstudium. Auch führt der hohe Frauenanteil und ein garantierter 10monatiger Mutterschutz zu einer hohen Fluktuation. Schließlich trägt eine gewisse Landflucht junger Ärzte dazu bei, daß jetzt besonders in den nördlichen und westlichen Regionen Norwegens deutsche (und öster-reichische und französische) Ärzte gesucht werden, die besonders als „kommune lege" (Kommunenarzt) arbeiten. Die Tätigkeit verbindet die Aufgaben in einer Landarztpraxis mit öffentlichen Gesundheits-aufgaben wie z.B. Impfungen in Schulen oder Präventionsmaßnah-men in Pflegeheimen in einem Verhältnis von etwa 3:2. Die Praxis ist eine Gemeinschaftspraxis, in der alles geteilt wird. Wenn man Dienst hat, kann es sein, daß man nach Ende der Sprechstunde am frühen Nachmittag fort muß, um dann, wegen der großen Entfernungen, eventuell erst am nächsten Morgen zurückzukommen. Wegen der langen Wege, auch zu den Kliniken, kann der Arzt mit chirurgischen Notfällen, Geburten oder einem Herzinfarkt konfrontiert sein und ist zum Handeln gezwungen.

Die Wochenarbeitszeit in einem Krankenhaus beträgt 35,5 Stunden. Hinzu kommen die Bereitschaftsdienste. Alle erforderlichen Über-stunden werden bezahlt oder mit Freizeit ausgeglichen.

D 3

■ Voraussetzungen

● Ein 3monatiger Intensivsprachkurs, der von der norwegischen Regie-rung finanziert wird, ist unerläßlich, denn besonders in den abgele-genen Regionen reichen Deutsch- und Englischkenntnisse oft nicht aus.
● Wegen der Art der Aufgaben müssen 2-3 Jahre klinische Erfahrung gegeben sein.

■ Zahlen und Aussichten

● Als „kommune lege" erhält man einen jährlichen Grundlohn von 80 000,- DM sowie
● 50 000,- DM als Not- und Bereitschaftsdienstvergütung.
● Ein in Norwegen erworbener Facharzttitel wird in Deutschland problemlos anerkannt.
● In den Krankenhäusern besteht besonders Nachfrage nach Fachärzten (oder Medizinern mit einigen Jahren Erfahrung) in Anästhesie, Psychiatrie, Radiologie, Gynäkologie, Orthopädie, Pädiatrie und Innere Medizin.

Arzt in der Schweiz

■ Arbeitsbedingungen und Tätigkeiten

Die Arbeit unterscheidet sich nicht von der in einem deutschen Krankenhaus. Die Atmosphäre wird oft als angenehm kollegieal beschrieben. Anders als in Deutschland üblich, werden die Berufsanfänger in der Schweiz angelernt. Gelegentlich wird man auch inoffiziell angestellt und kann dann in Krankenhausunterkünften leben. 14-Stunden-Tage und 60 - 80 Wochenstunden sind möglich. Nach Nacht- und Wochenenddiensten geht es mit dem normalen Dienst ohne gesonderte Ruhepause weiter.

■ Voraussetzungen

- Viele Voraussetzungen und Arbeitsbedingungen hängen von dem jeweiligen Kanton ab. Deshalb sollten unbedingt die genauen Informationen beim jeweiligen Personalbüro erfragt werden.
- Bevorzugt werden Ärzte für die Bereiche Psychiatrie, Chirurgie, Anästhesie, Radiologie, Orthopädie und Labormedizin.
- Wünschenswert sind Sprachkenntnisse in Italienisch, Französisch und Schweizerdeutsch (an vielen Unis und Krankenhäusern in der Schweiz gibt es dafür Kurse).
- Bedingung ist die behördliche Arbeitserlaubnis, die schwer zu erhalten ist, es sei denn „für die betreffende Stelle steht kein gleichqualifizierter schweizerischer Bewerber zur Verfügung". Man ist also abhängig vom Durchsetzungsvermögen der schweizerischen Chefärzte gegenüber den Verwaltungen. Hat man eine Stelle fest, sind Aufenthalts- und Arbeitserlaubnis kein Problem.

■ Zahlen und Aussichten

- In der Schweiz gibt es keinen AiP. Somit erhält man, wie auch als Schweizer, ein Assistentengehalt. Aber die Schweizer Behörden haben natürlich auch bemerkt, daß sie hier Geld einsparen können. Die AiP-Gehälter schwanken somit sehr stark zwischen sFr
- 10 000,- und 60 000,- pro Jahr. Je nach Krankenhausträger und Berufserfahrung liegen die Assistentengehälter zwischen sFr 55 000,- und 110 000,-. Überstunden und Dienste werden nur an wenigen Krankenhäusern entlohnt, da sie bereits im Grundgehalt enthalten sind (so widersinnig das auch klingen mag). Ferner muß berücksichtigt werden, daß die Lebenshaltungskosten in der Schweiz deutlich über denen in Deutschland liegen. Insgesamt ist das Einkommen der Ärzte in der Schweiz mit dem Einkommen in Deutschland vergleichbar.

D 4

- Um Assistentenstellen sollte man sich mindestens 1 Jahr vor dem gewünschten Stellenantritt bemühen. Kurzfristig freiwerdende Stellen findet man in der Schweizerischen Ärztezeitung [Adr.].
- Eine Zeit in einem Schweizer Krankenhaus ist ein von vielen Stellen „anerkannter" Auslandsaufenthalt mit positiver Bedeutung für die Stellensuche. Adressenlisten gibt es bei der Schweizerischen Ärztegesellschaft [Adr.].
- Bei fehlender Aufenthaltserlaubnis besteht die Möglichkeit, als Grenzgänger von deutschem Boden aus zu arbeiten.
- Bei erteilter Aufenthaltserlaubnis bekommt man von der Fremdenpolizei ein Einreisedatum vorgeschrieben, das meist eine Woche vor Arbeitsbeginn liegt. Bei der Einreise erfolgt eine amtsärztliche Untersuchung, für die man bei Versäumnis u.U. noch einmal nach Basel zurück muß.
- Die Stellung des AiP in der Schweiz ist nicht einheitlich geregelt. So werden z.B. im Kanton Waadt ausländische Ärzte ohne Niederlassungsberechtigung generell von einer Anstellung ausgeschlossen. Im Kanton Zürich hingegen übernimmt der AiP normale assistenzärztliche Funktionen, wobei er jedoch finanziell schlechter gestellt ist. Vorsicht bei Tätigkeit als „Unterassistent" - hier gibt es keine Anerkennung als AiP.

D
4

Arzt in Südafrika

■ Arbeitsbedingungen und Tätigkeiten

Die medizinische Versorgung der Bevölkerung in Südafrika liegt deutlich über dem Durchschnitt in Afrika. Trotzdem existieren erhebliche regionale Unterschiede. Besonders schwierig ist die Lage für die schwarze Bevölkerung in den ländlichen Regionen. Um die medizinische Versorgung auch dort aufrechtzuerhalten bzw. zu verbessern, wandte sich die südafrikanische Regierung an die Bundesregierung mit der Bitte um die Vermittlung von qualifizierten Ärztinnen und Ärzten. Anlaufstelle hierfür ist das CIM [Adr.].

Die Ärzte werden in kleinen Teams an Distriktkrankenhäusern eingesetzt. Neben der Patientenversorgung gehört die Anleitung und Weiterbildung von medizinischem Personal sowie die fachliche Betreuung der dezentralen Kliniken zu den Aufgaben. Die Wochenarbeitszeit beträgt rund 60 Stunden. Die Distriktkrankenhäuser liegen in ländlichen Regionen. Der Arbeitgeber stellt dort meist Appartments oder kleine Häuser auf dem Krankenhausgelände zur Verfügung. Die Versorgung mit Lebensmitteln und anderen Gütern des täglichen Bedarfs ist gut. Was auf dem Lande nicht erhältlich ist, kann in größeren Städten besorgt werden. Ebenso ist die Versorgung mit Elektrizität und Wasser in der Regel gewährleistet. Allerdings ist meist ein eigenes Fahrzeug erforderlich.

Gewalt und Kriminalität scheinen nach den bisherigen Erfahrungen in den zugewiesenen Gebieten keine Bedrohung für die Ärzte darzustellen, dennoch muß diese Gefahr bei Reisen innerhalb des Landes berücksichtigt werden. Bei der Arbeit begegnen Ihnen zahlreiche alkohol- und gewaltbedingte Traumen sowie viele infektiöse Erkrankungen wie Tuberkulose, AIDS und Gastroenteritiden bei Kindern. Zur alltäglichen Routine gehört das Legen von Interkostaldrainagen nach Stich- oder Schußverletzungen, die Durchführung kleinerer chirurgischer Eingriffe sowie die Geburtshilfe. Die Ausstattung der Kliniken ist angemessen (Labor, Röntgen, EKG usw.).

■ Voraussetzungen

- Sie sollten Erfahrungen in Allgemeinmedizin mitbringen. Außerdem sind mindestens $2^1/_2$ Jahre Berufserfahrung nach der Approbation sowie eine $^1/_2$ jährige klinische Erfahrung in drei der folgenden Bereiche notwendig: Innere Medizin, Gynäkologie/Geburtshilfe, Chirurgie, Pädiatrie und Anästhesie.
- Die fakultative Weiterbildung Rettungsmedizin (siehe Kapitel C42.23) ist erforderlich.
- Fachärzte, die für Provinzkrankenhäuser gesucht werden, sollten höchstens 35 Jahre alt sein.

- Weitere Voraussetzung sind gute englische Sprachkenntnisse und eine Vertrautheit mit der angloamerikanischen Nomenklatur.

■ Zahlen und Aussichten

- Das CIM zahlt einen monatlichen Lohn mit verschiedenen Zuschlägen z.B. zur Wohnungseinrichtung und Übergangsgelder.
- Gesucht werden Ärzte, die für 2 - 3 Jahre an Distriktkrankenhäusern in ländlichen Regionen mitarbeiten.
- Es soll eine 2-jährige ärztliche Berufspraxis an Distriktkrankenhäusern mit bis zu $1^1/_2$ Jahren auf eine Weiterbildung in den Gebieten Allgemeinmedizin, Chirurgie, Innere Medizin, Gynäkologie und Geburtshilfe und Pädiatrie angerechnet werden, solange das volle Leistungsspektrum eines Medical Officers unter Anleitung in anerkannten Weiterbildungsstätten ausgeübt und dies durch hierzu autorisierte Ärzte bestätigt wird.

D
5

Arzt in den USA

■ Arbeitsbedingungen und Tätigkeiten

Nach langjährigen Verhandlungen ist es endlich möglich, die AiP-Zeit in den USA abzuleisten. Die Mediziner-Ausbildung in den USA genießt weltweit einen ausgezeichneten Ruf. Sie benötigen dazu jedoch das Standard ECFMG Certificate (ECFMG = Educational Comission for Foreign Medical Graduates), das ausländische Ärzte zur Ausübung des Berufs in den USA berechtigt (s.u.). Ist diese Hürde genommen, werden Verträge bis zum Ende der Facharztausbildung geschlossen, so daß die verschiedenen Abteilungen ohne den ständigen Druck einer unklaren Weiterbeschäftigung durchlaufen werden können. Dafür sind die Arbeitsbedingungen ähnlich wie in Großbritannien sehr hart. 60 bis 80 Wochenstunden ohne Ausgleich und jede vierte Nacht Dienst machen das Krankenhaus zur zweiten Heimat. Der Jahresurlaub beträgt 2-3 Wochen. Im ersten Jahr bekleidet man den Rang eines AiPlers und untersteht erfahrenen Fachärzten. Der Qualitätsunterschied zwischen kleinen und großen universitären Häusern in den USA ist im Vergleich zu Deutschland gewaltig. Deshalb muß sich ein Interessent vor Stellenantritt unbedingt sehr genau über die Möglichkeiten und Inhalte der Weiterbildung informieren [Adr.].

D 6

■ Voraussetzungen

- Die ersten beiden Prüfungen (Step 1 und 2) zum USMLE (United States Medical Licensing Examination) müssen bestanden sein. Die Prüfungen finden in Frankfurt statt und kosten jeweils rund 500,- US$ [Adr.]. Beide Prüfungsteile können sechsmal wiederholt werden, allerdings müssen beide innerhalb von 7 Jahren bestanden sein.
- Ein Englischtest, der zusammen mit dem Step 2 des USMLE abgelegt werden kann. Die Gebühr beläuft sich derzeit auf 40,- US$.
- Eine bestandene Prüfung in Clinical Skills Assessment (CSA), bei der 10 Scheinpatienten aufgenommen und untersucht werden. Anschließend werden die Ergebnisse schriftlich zusammengefaßt und bewertet [Adr.].
- Natürlich benötigen Sie auch ein gültiges Visum für die Dauer Ihres Aufenthalts. Das J1-Visum erlaubt Ihnen den Verbleib in den USA für maximal 7 Jahre. Danach müssen Sie die USA für mindestens 2 Jahre wieder verlassen.

■ Zahlen und Aussichten

- Für eine uneingeschränkte ärztliche Tätigkeit ist auch der Step 3 des USMLE nötig. Man benötigt dazu das ECFMG Certificate. Ferner muß man in einem amerikanischen Ausbildungsprogramm arbeiten, doch sind hier die Regelungen regional unterschiedlich [Adr.].
- Eine zeitweilige USA-Erfahrung ist nicht nur als Ausweichmöglichkeit, sondern als Weiterbildungs- und Qualifikationskriterium erster Güte für eine Anstellung in Deutschland anzusehen. Doch ist der Weg dorthin weit und schwierig. Die Examina haben es in sich. Hinzu kommen sprachliche Probleme und der Umstand, daß manche medizinischen „Wahrheiten" in den USA nicht gelten.
- Jedes Jahr werden im März rund 90% der Weiterbildungsstellen vergeben, die zum 1.7. eines Jahres angetreten werden („Match day" [Adr.]). Um teilzunehmen, müssen Sie den Anmeldeschluß im Spätsommer des Vorjahres einhalten [Adr.].
- Die Verdienstspanne ist in den USA im Vergleich zur BRD recht breit. Während der Weiterbildung kann man mit US$ 30 - 40 000 rechnen. Als Internist z.B. kann man je nach Arbeitsverhältnis oder Selbständigkeit und je nach Ort US$ 90 - 250 000 verdienen.

D
6

Arzt im Entwicklungsdienst

■ Arbeitsbedingungen und Tätigkeiten

Für eine Tätigkeit im Entwicklungsdienst sind gegenüber einer „normalen" Auslandszeit in einem Krankenhaus einige zusätzliche Schwierigkeiten zu bewältigen. Die konkreten Anforderungen hängen vom Einsatzort, der Art der Aufgabe und von der jeweiligen Hilfsorganisation ab. So kann es einerseits um den Auf- und Ausbau des örtlichen Gesundheitswesens, der Gesundheitsinfrastruktur und die Einrichtung und den Betrieb von Ausbildungsstätten gehen. Andererseits kann man zu einem Einsatz in Kriegs- oder Katastrophengebieten und zur Bekämpfung von Seuchen und Tropenkrankheiten eingesetzt werden. Ausschlaggebend für die Entscheidung ist Ihre persönliche Wahl und die Aufnahme bei einer Hilfsorganisation. Nicht jeder engagierte Jungarzt ist für solche Aufgaben geeignet. Gefordert sind Geduld, Mut, Einfühlungsvermögen, Toleranz und eine hohe soziale Kompetenz. Falsch verstandenes Abenteurertum, persönliche Bindungen oder unzureichende Ausbildung sind die wichtigsten Gründe gegen eine Aufnahme. Dabei sind die konkreten Anforderungen noch gar nicht berücksichtigt. Meist wird unter sehr einfachen Lebensbedingungen gearbeitet. Wegen mangelnder materieller und technischer Versorgung sind häufig große Improvisationskünste erforderlich. Der Einsatz wird oft durch Erfolge unter schwierigsten Bedingungen mit einfachsten Mitteln belohnt und führt zu einer großen Befriedigung. Diagnostik bedeutet zumeist den Einsatz der fünf Sinne. Labor, Röntgen- oder Ultraschallgeräte sucht man häufig vergebens. Je nach Organisation lebt man auch in Slums, d.h. in unmittelbarer Nähe zu den Patienten.

■ Voraussetzungen

- Mehrjährige Berufserfahrung oder Facharzttitel sind fast immer Voraussetzung. Am besten geeignet sind Kandidaten mit Erfahrung in Chirurgie und Gynäkologie/Geburtshilfe sowie Allgemeinmediziner; auch Erfahrung in Innere Medizin und Pädiatrie ist von Vorteil. Die früheste Möglichkeit für eine Tätigkeit im Entwicklungsdienst gibt es nach dem AiP (möglichst Allgemeinmedizin und/oder Pädiatrie) bei Ärzte für die Dritte Welt [Adr.].
- Sprachkenntnisse besonders in englischer, französischer und spanischer Sprache.
- Sie sollten sich auch Kenntnisse der häufigsten Erkrankungen des jeweiligen Landes angeeignet haben.
- Unter Umständen ist es sehr wichtig, rechtzeitige Information über die jeweiligen Zoll- und Einfuhrbestimmungen einzuholen. Gleiches gilt für Visa, Arbeitserlaubnisse oder Impfvorschriften.

- Manche kirchlichen Organisationen verlangen - im Gegensatz zu den Notleidenden - aktives kirchliches Engagement oder, bei begleitenden Partnern, die Eheschließung.

■ Zusatzausbildungen
- Erfahrungen bzw. Zusatzbezeichnungen in Tropenmedizin (siehe Kapitel C42.21), Epidemiologie, Bakteriologie, Gesundheitsplanung, Familienplanung, Aufbau und Organisation von Gesundheitsdiensten, Sozialmedizin stellen einen Bewerbervorteil dar.

■ Zahlen und Aussichten
- Die Vergütung erfolgt meist nach dem Entwicklungshelfergesetz. Im allgemeinen bedeutet dies Vergütung auf der Grundlage des bisherigen Einkommens, der Ausbildung, des Familienstandes und der Wirtschaftsstruktur des Gastlandes.
- Mit jeder Erfahrung im Ausland oder sogar speziell im Entwicklungsdienst qualifiziert man sich für weitere Beschäftigungen auf diesem Sektor. Auch für einen Wiedereinstieg in die Klinik kann eine solche Zeit vorteilhaft sein. Allerdings gibt es in dieser Hinsicht ein Maximum von etwa 2 Jahren. Je nach Ansicht des einstellenden Chefarztes kann eine längere Auslandtätigkeit, gerade im Bereich der Entwicklungshilfe, den Vorteil von zusätzlicher Erfahrung und Improvisationskunst durch die fehlende Einbindung in die hiesigen Strukturen aufheben. Es entstehen also mitunter nach mehrjährigem Auslandsaufenthalt erhebliche Anpassungsprobleme. Deshalb sind Maßnahmen zur sozialen und beruflichen Reintegration häufig Bestandteil des Vertrages mit der Hilfsorganisation.
- Das Überseeregister bietet eine Möglichkeit für junge, berufsunerfahrene, aber interessierte Bewerber, durch zahlreiche Kurse und Seminare die Voraussetzungen für einen späteren Auslandsaufenthalt über verschiedene Entwicklungshilfeorganisationen zu schaffen.
- Bei der WHO werden jährlich ungefähr 120 Akademiker in Genf und den sechs Regionalbüros der WHO angestellt. Die Stellenausschreibungen erfolgen in den verschiedenen Regionalbüros, den einzelnen UN-Abteilungen, in den Gesundheitsministerien, an Universitäten sowie in einigen renommierten internationalen Zeitungen und Fachzeitschriften. Voraussetzung sind mindestens 5 Jahre Berufserfahrung nach Möglichkeit in einem Gebiet und sehr gute Kenntnisse in Französisch und Englisch. Die Mitarbeiter erhalten 2-Jahresverträge, die als Probezeit gelten und häufig verlängert werden. Es gibt daneben auch die Möglichkeit zu Kurzzeiteinsätzen (wenige Wochen bis zu 6 Monaten). Einige Mitarbeiter werden auch von einem bis zu 11 Monaten in Genf bzw. den sechs Regionalbüros angestellt. Renommierte Akademiker bestimmter Fachgebiete können eventuell dazu beauftragt werden, als Berater der WHO zu fungieren. Wer in den

D 7

WHO-Programmen mitarbeiten oder sich in Kurzzeiteinsätzen enga-
gieren möchte, sollte sich in die Bewerber-Kartei aufnehmen lassen
und seinen Lebenslauf mit Bewerbungsschreiben an die WHO
schicken [Adr.].

- Es gibt auch die Möglichkeit, auf ehrenamtlicher Basis bei amnesty
international (ai) [Adr.] mitzuarbeiten und therapeutische Hilfe für
Folteropfer, Flüchtlinge und Asylberechtigte zu leisten. Eventuell
bietet sich dann die Chance, im festen Angestelltenverhältnis in den
Behandlungszentren für Folteropfer mitzuarbeiten. Voraussetzung
sind klinische Erfahrung und besonders Ausbildungen in Innerer
Medizin, Neurologie, Psychiatrie und Allgemeinmedizin.

- Das Institut für Tropenhygiene und Öffentliches Gesundheitswesen
der Uni Heidelberg bietet einen 1jährigen Aufbaustudiengang
„Community Health and Health Management in Developing Coun-
tries" an; Studiensprache ist Englisch. Voraussetzung sind 2 Jahre
Berufserfahrung in Entwicklungsländern; Kosten: DM 15 000,-. Die
Möglichkeit eines Stipendiums für diesen Kurs gibt es beim Cusanus-
Werk [Adr.]. Infos sind über das Institut für Tropenhygiene der
Universität Heidelberg [Adr.] zu erhalten.

D 7

Organisation	Anforderungen	Zeit	Länder	Verdienst
Komitee Cap Anamur [Adr.]	3 Jahre Berufserfahrung	mindestens 6 Monate	Kambodscha, Haiti, Angola, Eritrea, Rwanda, Liberia, Bosnien, Tschetschenien, Benin	2000,- DM brutto
Dienste in Übersee [Adr.]	2-jährige Berufs-erfahrung, Paar-vermittlung nur bei Eheleuten, erwartet wird ökumenisch-kirchliches Enga-gement	3 Jahre	Tansania, Neuguinea, Kamerun, Kenia, Simbabwe, Nica-ragua	ähnlich BAT
Deutscher Ent-wicklungs-dienst (DED) [Adr.]	2-jährige Berufserfahrung, „Praktikanten-programm" für junge Ärzte	2 Jahre + $\frac{1}{2}$ Jahr Vor-bereitung	Äthiopien, Bo-tswana, Ghana, Kamerun, Mo-sambik, Nami-bia, Sambia, Simbabwe, Süd-afrika, Tansania, Tschad, Uganda, Bhutan, Nepal, Papua-Neuguinea, Phil-ippinen, Thai-land, Vietnam, Brasilien, Chile, Nicaragua, Peru	1551,- DM + Kauf-kraftausgleich + Ausstattungshilfe + Urlaubsgeld + Sozialabgaben + Familienunter-stützung

Organisation	Anforderungen	Zeit	Länder	Verdienst
Arbeitsgemeinschaft für Entwicklungshilfe (AGEH) [Adr.]	mehrjährige Berufserfahrung, Leitungserfahrung, christliche Konfession	3 Jahre	Projekte vorwiegend kirchlicher Partner in Afrika, Asien, Lateinamerika und Osteuropa	Unterhalt nach Entwicklungshelfer-Gesetz
Centrum für Internationale Migration und Entwicklung (CIM) [Adr.]	mindestens dreijährige Berufserfahrung	1-6 Jahre	90 Länder, vielfach Mittel- und Osteuropa	lokales Gehalt und Zuschüsse
Christliche Fachkräfte International (CFI) [Adr.]	mindestens zweijährige Berufserfahrung, „aktive Mitarbeit in einer Gemeinde"	3 Jahre	35 Länder, bes. Afrika	Unterhalt und Sozialleistungen nach Entwicklungshelfer-Gesetz
Deutsche Gesellschaft für technische Zusammenarbeit (GTZ) [Adr.]	mindestens dreijährige Berufserfahrung	3 Jahre	Entwicklungsländer	insgesamt recht gute Bezahlung
Deutscher Freiwilligendienst in Übersee (DFÜ) [Adr.]	mindestens zweijährige Berufserfahrung	1-3 Jahre	Entwicklungsländer	Unterhalt nach Entwicklungshelfer-Gesetz
Deutsches Rotes Kreuz (DRK) [Adr.]	mehrjährige Berufserfahrung,	bei Katastropheneinsätzen 4-12 Wochen, sonst 6-12 Monate	Katastrophengebiete und Entwicklungsländer	angelehnt an BAT
Komitee Ärzte für die Dritte Welt [Adr.]	1¹/₂ Jahre Berufserfahrung	4-6 Wochen	Philippinen, Indien, Ruanda, Kolumbien	kein Lohn
Ärzte ohne Grenzen [Adr.]	abgeschlossenes AiP	6-9 Monate	Katastrophen- und Kriegsgebiete	1 200,- DM, nach 1 Jahr Arbeitsvertrag möglich

D 7

Alternative ärztliche Berufe

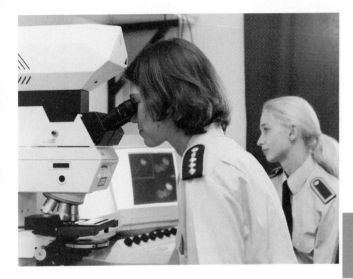

E

Arzt als Gastarzt

■ Arbeitsbedingungen und Tätigkeiten

Gastarzt ist eigentlich ein Euphemismus für das Ausnutzen einer beruflichen Notlage junger Ärzte. Die Situation der Mediziner und deren berufliche Perspektiven treiben zunehmend diese bizarre Blüte, bei der ein Arzt für seine Arbeit kein Geld erhält. Ein Grund ist z.B. der Wunsch, eine begonnene Facharztweiterbildung zu Ende zu führen, obwohl die Anschlußstelle ausbleibt. Die Ärztekammern haben diese Arbeit abgelehnt. So sieht die Weiterbildungsordnung vor, daß die Weiterbildung ganztags und in hauptberuflicher Stellung zu erfolgen hat. Aus diesem Grunde verlangen einige Ärztekammern bei den Zulassungsverfahren zur Facharztprüfung nicht nur die Arbeitszeugnisse, sondern auch die entsprechenden Verträge. Der Deutsche Ärztetag akzeptiert Gastarzttätigkeit nur insofern, als ein Arzt eine solche Tätigkeit zum Erlernen bestimmter Fähigkeiten zeitweilig übernimmt. Danach kann der Gastarzt kommen und gehen, wie es ihm beliebt. Die Gastarzttätigkeit wird nicht auf die Weiterbildung angerechnet. Von dieser Definition haben sich viele Krankenhäuser aus Kostengründen weit entfernt.

■ Voraussetzungen
- Tiefe Verzweiflung.

■ Zahlen und Aussichten
- Gastärzte erhalten kein Gehalt.
- Man verschafft sich Erfahrungen, die bei jeder weiteren Bewerbung wichtig sind.
- Moralisch ist eine solche Tätigkeit eher verwerflich; sie wird von anderen Assistenten als unlauterer Wettbewerb empfunden, weil sich eine solche Zeit nur wenige leisten können. Ausnahme: Gastarzt bei der Bundeswehr, hier vergibt nicht der Chefarzt, sondern die Verwaltung der Bundeswehr die Stellen, d.h. „Schleimen" hat keinen Sinn. Man kann wichtige praktische oder operative Erfahrungen sammeln, die im weiteren Berufsleben von großer Bedeutung sein können (z.B. zahlreiche Intubationen, kleinere Operationen, Notarztwagen usw.).
- Da eine solche Übereinkunft gegen die guten Sitten verstößt, hat der Marburger Bund [Adr.] bereits in mehreren Fällen erfolgreich auf die Nachzahlung der verweigerten Gehälter geklagt.

E
1

Arzt bei der Bundespost

■ Arbeitsbedingungen und Tätigkeiten

Wichtige Aufgaben sind die Prävention und die medizinische Betreuung des Postpersonals. Die Bedingungen sind gut bis sehr gut. Man hat geregelte Arbeitszeiten, relativ viel Freizeit, keine Wochenend- oder Nachtdienste, sämtliche Vorzüge einer Beamtenposition und kann oft Fortbildungen und Kongresse besuchen. Weiterbildungsmöglichkeiten zum Allgemeinmediziner, Arbeitsmediziner und im Öffentlichen Gesundheitswesen sind oft gegeben.

■ Voraussetzungen

● Gefordert wird eine Gebietsbezeichnung, besonders als Arbeitsmediziner, auch Ärzte aus anderen großen Fachbereichen werden angestellt.

■ Zahlen und Aussichten

● Es gibt in diesem Bereich nur sehr wenige freie Planstellen pro Jahr, die Aussichten für eine solche Stelle sind trotzdem nicht schlecht.
● Einstellung meist unter BAT IIa, nach 5 Jahren BAT Ib. Bei Verbeamtung A13 oder A14.
● Ähnlich wie bei der Deutschen Bahn bereits geschehen, würde eine Privatisierung der Post den Wegfall der günstigen Beamtentarife und Vergünstigungen bedeuten.

E
2

Arzt bei der Bundeswehr

■ Arbeitsbedingungen und Tätigkeiten

In Friedenszeiten besteht die Aufgabe des Sanitätsdienstes in der organisatorischen, materiellen und personellen Planung des Ernstfalles und in der allgemeinmedizinisch-hausärztlichen Versorgung der Truppe. Im Ernstfall behandelt der Arzt bei der Bundeswehr verwundete, verletzte und erkrankte Soldaten. Als wehrdienstleistender AiP beginnt man den Dienst als Leutnant-AiP, was eine Höherstellung gegenüber anderen Wehrdienstleistenden bedeutet. Die Bewerber werden zunächst zu einer 4monatigen Grundausbildung mit Schießübungen einberufen und danach in das Dienstverhältnis eines „Soldaten auf Zeit" übernommen. Wichtig ist es, im Vorfeld zu wissen, daß die Facharztausbildung bei der Bundeswehr nie komplett abgeleistet werden kann! Bei der Bundeswehr üblich sind (im Gegensatz zu den klassischen Krankenhäusern) auszuhandelnde Verpflichtungszeiträume, die zwischen mindestens 2 und höchstens 20 Jahren schwanken können. Fünf Jahre sind ein häufig gewählter Zeitraum, wovon dann oft 3 Jahre als Truppenarzt abgeleistet werden und weitere 2 Jahre im Wunschfach eines Bundeswehr-Krankenhauses erfolgen. Die Truppenarztzeit kann u.U. auch an einem Krankenhaus der Bundeswehr verbracht werden. Vor der Unterzeichnung eines Vertrages sollten jedoch unbedingt Vor- und Nachteile des Standortes und der Bedingungen genauestens geprüft werden. Vor- und Nachteile können sich auf die rein medizinische Seite beziehen, z.B. die Möglichkeiten und Kapazitäten eines Bundeswehr-Krankenhauses, aber auch die mehr private Seite betreffen (Örtlichkeiten, Verkehrsverbindungen, lokale Besonderheiten). Man muß jedoch wissen, daß Standortzusagen seitens der Bundeswehr nicht unbedingt eingehalten werden müssen. Auch bleiben die Bundeswehr-Krankenhäuser meist den Sanitätsoffiziersanwärtern vorbehalten. Monatlich kündbare Tätigkeiten im Rahmen einer Wehrübung sind möglich. Als Jahresurlaub sind für einen Stabsarzt 26 Tage vorgesehen.
Übrigens: Man erhält den Dienstgrad Stabsarzt, was kurioserweise auch für die Frau gilt mit der Schreibweise „Stabsarzt (w)" und der Anrede „Frau Stabsärztin". Heilfürsorge, Gesundheitserziehung, Präventivmedizin und wehrmedizinische Forschung sowie Flug-, Tauch- oder Arbeitsmedizin können zu den weiteren Aufgaben gehören. Grundsätzlich sind auch unbefristete Vollzeitstellen als Musterungsarzt möglich.

**E
3**

■ Voraussetzungen

- Deutsche Staatsangehörigkeit.
- Jünger als 40 Jahre.

- Ein bereits abgeleisteter Grundwehrdienst ist nicht zwingende Voraussetzung. Besteht noch Wehrpflicht, kann man bis zum vollendeten 32. Lebensjahr nach Beendigung der AiP-Phase zum Grundwehrdienst einberufen werden. Bei bestehender Wehrpflicht kann nach Antrag beim zuständigen Kreiswehrersatzamt die AiP-Phase als Grundwehrdienst absolviert werden. Zur „Auffüllung" der AiP-Zeit können 6 Monate Wehrübung angehängt werden.
- Ein Kriegsdienstverweigerer kann seine Anerkennung zurückgeben und als AiP bei der Bundeswehr tätig werden.
- Frauen können inzwischen auch bei der Bundeswehr arbeiten.

■ Zahlen und Aussichten

- Als Wehrdienstleistender sein AiP zu machen, ist in den vergangenen Jahren immer schwieriger geworden. Die Stellen, die man mit etwas Glück erlangen kann, gehören meist zum truppenärztlichen Dienst, also dem Sanitäts-Bereich der Kasernen. Die vorhandenen AiP-Stellen werden in der Regel für Sanitätsoffiziersanwärter, also Berufssoldaten, reserviert.
- Insgesamt kommt ein vollapprobierter Arzt auf ein Gehalt nach BBesGes A 13 von etwa 5 000,- DM im Monat.
- Ein lediger AiP erhält bei Wehrpflicht im Rahmen des Grundwehrdienstes für 10 Monate rund 700,- DM Wehrsold und ein zusätzliches Angebot von 3 Monaten Anschlußwehrübung. Nach dieser Zeit wird ein Entlassungsgeld von rund 2 000,- DM ausgezahlt. Es bestehen darüber hinaus zahlreiche Zusatzregelungen, die z.B. den Familienstand, die Rentenversorgung und das Weihnachtsgeld betreffen.
- Bei Einsätzen unter UNO-Kommando kann es in Zukunft zu Aufgaben in Krisenregionen und Katastrophengebieten kommen.
- Eine komplette Facharztausbildung ist nicht möglich.
- Ein Aufstieg innerhalb der Bundeswehr zum Oberstabsarzt ist nach frühestens 2 Jahren möglich, zum Oberfeldarzt nach 5 Jahren und nach 10 Jahren zum Oberstarzt.
- Weitere Infos beim Personalstammamt der Bundeswehr [Adr.].
- Statt Wehr- oder Zivildienstleistender, jedoch ohne die notwendigen beruflichen Voraussetzungen, kann man Vorvertragspartner des DED werden und sich für diese Zeit von der Einberufung zurückstellen lassen. Man geht die Verpflichtung ein, sich während dieser Zeit fachlich, sprachlich und entwicklungspolitisch fortzubilden und an den jährlichen DED-Seminaren teilzunehmen. Unmittelbar nach Erreichen der beruflichen Qualifikation wird die Tätigkeit als Entwicklungshelfer angetreten [siehe Kapitel D7]. Weiterhin gibt es die Möglichkeit, als beamteter bzw. angestellter Arzt der Bundeswehr in der Bundeswehrverwaltung tätig zu sein. Man ist dann mit der Untersuchung von Wehrpflichtigen und der damit zusammenhängenden Beurteilung der Wehrdiensttauglichkeit befaßt. Diese Tätigkeit ist diagnostisch-gutachterlicher Art und erfordert viel Erfahrung.

E
3

Arzt und Zivildienst (ZVD)

■ Arbeitsbedingungen und Tätigkeiten

Zunächst ist nicht der Abteilungschef bzw. die Krankenhausverwaltung der Vorgesetzte, sondern das Bundesamt für Zivildienst. Somit kann auch kein Druck auf die AiP-Stelle durch den Abteilungschef entstehen. Die formalen und inhaltlichen Arbeitsbedingungen unterscheiden sich nicht von denen eines normalen AiP. Bereitschaftsdienste dürfen nicht vergütet werden, sie werden meist durch Freizeit ausgeglichen. Jede Form der Nebenbeschäftigung im Rahmen der ZVD-Stelle ist illegal. Es sind 33 Tage Urlaub für 15 Monate ZVD festgesetzt.

■ Voraussetzungen

● Anerkannter Kriegsdienstverweigerer.
● Die Stelle muß selbständig gesucht und dem Bundesamt für Zivildienst mitgeteilt werden.
● Die Tätigkeit muß „unter Aufsicht" durchgeführt werden.

■ Zusatzausbildungen

● Dem AiP sollte laut Gesetzgeber durch eine entgegenkommende Dienstplangestaltung der Besuch von Fortbildungsveranstaltungen ermöglicht werden.
● Es gelten ansonsten die gleichen Fortbildungsbestimmungen wie für ÄiP und Ärzte. Allerdings kann der AiP für die erforderlichen 6 Ausbildungsveranstaltungen nicht vom Dienst als Arzt freigestellt werden, sondern muß für diese Zeiten Urlaub nehmen.

■ Zahlen und Aussichten

● Der Sold ist an den des Soldaten angelehnt, zuzüglich z.B. Weihnachts-, Kinder-, Kleider, Urlaubs-, Entlassungsgeld.
● Die Chancen, einen Platz für den Zivildienst zu finden, sind recht gut, da für das Krankenhaus keine Kosten entstehen.
● Eine Tätigkeit in einer Praxis kommt als Zivildienst nicht in Frage.
● Die anschließende Situation unterscheidet sich nicht von der eines normalen AiP im Krankenhaus.
● Statt Zivildienstleistender, jedoch ohne die notwendigen beruflichen Voraussetzungen, kann man Vorvertragspartner des DED werden und sich für diese Zeit von der Einberufung zurückstellen lassen. Man geht die Verpflichtung ein, sich während dieser Zeit fachlich, sprachlich und entwicklungspolitisch fortzubilden und an den jährlichen DED-Seminaren teilzunehmen. Unmittelbar nach Erreichen der beruflichen Qualifikation wird die Tätigkeit als Entwicklungshelfer angetreten (siehe Kapitel D7).

E
4

- Zwar fungiert das Bundesamt für Zivildienst als Vorgesetzter, doch wird man, falls Interesse an einer Weiterbeschäftigung besteht, auch den Abteilungsleiter als Chef ansehen.
- Infos über das Bundesamt für Zivildienst [Adr.] und die Zentralstelle für Recht und Schutz der Kriegsdienstverweigerer [Adr.].

E
4

Arzt bei der Polizei

■ Arbeitsbedingungen und Tätigkeiten
Zu den Aufgaben des Polizeiarztes gehört die ärztliche Behandlung
der Bediensteten und gelegentlich auch ihrer Familienangehörigen.
Neben der arbeitsmedizinischen Betreuung und den Präventions-
maßnahmen fällt ihm eine z.T. hausärztliche Funktion zu. Auch
Einstellungsuntersuchungen, Hygieneaufsicht und die Beurteilung
von Diensttauglichkeit gehören wie bei einer Tätigkeit beim Bundes-
grenzschutz zum Aufgabengebiet. Weiterbildungsmöglichkeiten zum
Allgemeinmediziner, Arbeitsmediziner und Arzt im Öffentlichen
Gesundheitswesen sind oft gegeben. Der Arbeitsbereich bietet gere-
gelte Arbeitszeiten, relativ viel Freizeit, keine Wochenend- oder
Nachtdienste und viele Fortbildungen und Kongresse.

■ Voraussetzungen
- Weiterbildung in geeignetem Fachgebiet, z.B. Allgemeinmedizin,
  Arbeitsmedizin, Innere Medizin.
- Es werden Kenntnisse in Notfall- und Arbeitsmedizin erwartet.

■ Zahlen und Aussichten
- Man beginnt in der Besoldungsgruppe A13, damit können in Abhängigkeit vom Alter derzeit etwa zwischen 5 700,- und 6 800,- DM
  verdient werden. Ein Aufstieg in die Besoldungsgruppe A15 ist
  möglich (zwischen 6 800,- und 8 700,- DM), bei Übernahme besonderer Tätigkeiten auch A16 (zwischen 7 500,- und 9 500,- DM).
- Eine Beschäftigung ist nur im Beamtenverhältnis möglich. Bei Verbeamtung entfallen die Rentenversicherungsbeiträge.
- Da fast alle Beamten Privatpatienten sind, kann man sich hier einen
  großen privaten Kundenstamm aufbauen.
- Es gibt nur wenige Stellen, die auch nur in langen Abständen besetzt
  werden. Auch das Interesse der Ärzteschaft ist gering.
- Weitere Info bei den Innenministerien der Länder [Adr.].

E
5

Arzt beim Bundesgrenzschutz (BGS)

■ Arbeitsbedingungen und Tätigkeiten

Vorrangige Aufgaben sind Gesundheitsprüfungen und Einstellungsuntersuchungen, Hygieneaufsicht, arbeits- und sportmedizinische
Prävention, Erste Hilfe und Gutachtertätigkeit. Darüber hinaus gibt es
einige Krankenabteilungen des Bundesgrenzschutzes. Eine Grenz-
schutzabteilung wird durch einen Abteilungsarzt betreut. Er ist
zugleich Fachberater des Kommandeurs und der Verwaltungsstelle.
Ähnlich wie bei der Bundeswehr sind auch hier Versetzungen aus
dienstlichen oder besoldungstechnischen Gründen (Höhergruppie-
rung) möglich.

■ Voraussetzungen

- Das maximale Antrittsalter ist 35 Jahre.
- Man sollte mindestens 3 Jahre ärztlicher Erfahrung mitbringen.

■ Zahlen und Aussichten

- Die Tätigkeit wird in der Regel nicht auf eine Facharztweiterbildung,
  wie z.B. Arbeits- oder Allgemeinmedizin, angerechnet.
- Es gibt neben den Dienstbezügen auch andere Vergünstigungen des
  öffentlichen Dienstes (geförderte Wohnung, Kongreßfinanzierung
  usw.).
- Nach 3 Jahren Probezeit ist die Beamtung auf Lebenszeit möglich.
- Weitere Infos bei den Innenministerien der Länder und bei der BfA
  [Adr.].

E
6

Arzt in Justizvollzugsanstalten (JVA)

■ Arbeitsbedingungen und Tätigkeiten

Hierbei geht es um die Gesundheitsfürsorge der Gefangenen, die arbeitsmedizinische Betreuung des Anstaltspersonals und die Prüfung der Hafttauglichkeit. Bei vertragsärztlicher Regelung halten Sie mehrere Sprechstunden pro Woche ab. Meistens sind die Abteilungen mit gut ausgebildetem Fachpersonal besetzt, allerdings sollten anspruchsvolle therapeutische und diagnostische Möglichkeiten nicht erwartet werden. Persönlich sollte man ein großes Interesse am Menschen und seiner Psyche mitbringen und eine hohe Belastbarkeit und Widerstandskraft gegenüber der Dauerbelastung des Umgangs mit den oft schwierigen Patienten aufweisen. Vor Stellenantritt müssen unbedingt die Weiterbildungsmöglichkeiten geklärt werden.

■ Voraussetzungen

- Auch als AiP können Anstellungen in Justizkrankenhäusern gefunden werden. Ein Facharzttitel ist nicht Bedingung.
- Arbeitsmedizinische oder internistische Erfahrungen sowie gute allgemeinmedizinische Kenntnisse sind erforderlich.

■ Zusatzausbildungen

- Arbeitsmedizinische Ausbildungen werden inzwischen erwartet und, sofern noch nicht erworben, von vielen Anstalten bezahlt.

■ Zahlen und Aussichten

- Die Vergütung (Pauschalsatz) richtet sich nach der Verordnung des Justizministers des jeweiligen Landes (A13 - A16); als angestellter Facharzt z.B. Ib, als junger Assistenzarzt im JVA-Krankenhaus etwa IIa oder IIb.
- Gelegentlich werden Ärzte für den Justizvollzugsbereich gesucht. Allerdings handelt es sich hier nicht um Weiterbildungsstellen. Diese gibt es nur in den Anstaltskrankenhäusern.
- Es ist ein Angestellten- oder Beamtenverhältnis möglich.
- Im Rheinland gibt es z.B. 17 Anstalten, von denen nicht jede einen, manche jedoch zwei Ärzte beschäftigen, so daß man auf einen durchschnittlichen Wert von 1 Arzt pro Anstalt kommt. Hochgerechnet bedeutet dies, daß eine Gruppe von etwa 300 Ärzten in Deutschland in einer Justizvollzugsanstalt beschäftigt ist.
- Besonders beliebt sind diese Stellen meist nicht. Dabei kann die Beschäftigung mit Gefangenen und deren Geschichte sehr reizvoll sein und ein größeres Verständnis für manche Lebensläufe ermöglichen.
- Im Detail geben die zuständigen Justizvollzugsämter bzw. Justizministerien Auskunft [Adr.].

E
7

Schiffsarzt

▪ Arbeitsbedingungen und Tätigkeiten

Das Arbeitsgebiet umfaßt die Grund- und Notfallversorgung von Passagieren und Mannschaft. Die Krankheiten bieten das breite Spektrum einer Allgemeinarztpraxis, notfalls werden auch kleinere Operationen in Vollnarkose durchgeführt. Weitere Aufgaben sind Impfungen und die Informationsvermittlung über spezifische Gesundheitsgefahren in den Anlaufhäfen (z.B. Durchfallerkrankungen, Hepatitis, Geschlechtskrankheiten) und deren Vorbeugung sowie die Verbesserung des Unfallschutzes in Zusammenarbeit mit den Sicherheitskräften. Auch einfache zahnärztliche Behandlungen sollten geleistet werden können. Hinzu kommen Reiseberichte für den hafenärztlichen Dienst des Heimathafens und die Reederei. Die Arbeitszeiten sind mit 10 bis 15 Stunden pro Tag bei 7 Tagen in der Woche außergewöhnlich. Überstunden werden nur selten bezahlt. Die Hapag-Lloyd gewährt z.B. 10 Kalendertage Urlaub für jeden vollendeten Dienstmonat. Die Anreisespesen werden oft (nicht immer) übernommen. Die ersten 4 - 6 Wochen werden wohl für die Anpassung an den neuen Lebensrhythmus, die harte Arbeit und den eingeschränkten Bewegungsfreiraum benötigt. Die Freizeit darf oft nicht in den Passagierarealen verbracht werden, Landgang ist hingegen üblich. Die Unterkunft während der Reise besteht meist aus Zwei- bis Vierbettkabinen, somit ist nur wenig Platz für Persönliches. Ebenso muß man sich mit Gemeinschaftstoiletten und Gemeinschaftsduschen anfreunden.

E
8

▪ Voraussetzungen

- Approbation in Deutschland.
- Gewünscht ist klinische Erfahrung besonders in Innere Medizin, Frauenheilkunde, Chirurgie und Anästhesie. Gern gesehen sind auch die Zusatzbezeichnung Tropenmedizin und Erfahrungen in Hygiene.
- Beispiel Hapag-Lloyd: Mindestalter etwa 35 Jahre, Nachweis Fachkunde Strahlenschutz, Beherrschen der englischen Sprache in Wort und Schrift, gute Gesundheit.
- Weitere Voraussetzungen sind einfach Spaß an Seefahrten und private Ungebundenheit, da die Fahrten sehr lange dauern. Schließlich muß man in der Lage sein, mit vielen Menschen auf engstem Raum auszukommen, denn man bleibt lange auf dem Schiff „eingesperrt".

▪ Zahlen und Aussichten

- Der Lohn hängt von der Reederei ab. Die Hapag-Lloyd zahlt z.B. für den ersten von zwei Ärzten rund 6 000,- DM brutto.

- Nebeneinnahmen durch die Behandlung von Privatpatienten an Bord sind möglich, allerdings gehen auch davon 30% an die Reederei.
- Wegen des eingeschränkten Tätigkeitsfelds wird man nach dieser Zeit eher wenig interessant für Kliniken.
- Die Vermittlung (oft beträchtliche Vermittlungsgebühr) kann über das Stellenvermittlungs- und Unternehmensberatungsbüro Metro laufen [Adr.].
- Bewerbungen auch direkt über Reedereien (z.B. Hapag-Lloyd) [Adr.].

E
8

Arzt im Tourismus

■ Arbeitsbedingungen und Tätigkeiten

Manche Menschen möchten sich auch im Urlaub rundum medizinisch versorgt wissen. Gerade wenn sie die Ferien vielleicht in einem Feriendorf oder einer Clubanlage eines größeren Veranstalters gebucht haben. Vom Reisebegleiter einer Pauschalreise bis zum Arzt eines Feriendorfs ist dann alles möglich. Speziellere Einsatzgebiete sind z.B. Tauchschulen oder Expeditionen, bei denen man Tauglichkeitsprüfungen durchführt und die gesamte Gruppe begleitet. Die Einsatzdauer variiert zwischen einigen Tagen und einer ganzen Feriensaison. Geregelte Arbeitszeiten mit Freizeit am Strand darf man jedoch nicht erwarten. Der Arzt muß den Urlaubern rund um die Uhr zur Verfügung stehen. Dies bedeutet oft auch die Übernahme fachfremder Tätigkeiten wie die Mitorganisation und Durchführung von Freizeitprogrammen.

■ Voraussetzungen

- Die Voraussetzungen hängen ganz von den speziellen Bedingungen der Urlaubsgestaltung ab. In einer Clubanlage z.B. dürften am ehesten allgemeinmedizinische und chirurgische Kenntnisse wichtig sein und in einer Tauchschule tauchmedizinische Erfahrungen [Adr.].
- Weitere häufig wichtige und zu beherrschende Themen sind Schutzimpfungen, Infektionsprophylaxe, Insektenstiche, Schlangenbisse und Vergiftungen.
- Kenntnisse der Sprache am Einsatzort. Englisch-, Französisch- und Spanischkenntnisse sind hilfreich.
- Günstig sind außerdem eigene Erfahrungen, wenn es um spezielle Einsätze wie in einer Tauchschule geht.

■ Zusatzausbildungen

- Beim Institut für Bildung und Beruf Nürnberg [Adr.] wurde eine Fortbildung zum medizinischen Tourismusexperten eingerichtet. Man qualifiziert sich dadurch für bestimmte Reiseveranstalter und Wohlfahrtsverbände als Arzt mit touristischer Zusatzqualifikation. Zum medizinischen Teil der Fortbildung gehören Notfall-, Reise-, rehabilitative und physikalische Medizin, Geriatrie, Ernährungsmedizin, Medizinrecht und das Gesundheitswesen in touristisch wichtigen Staaten. Im touristischen Abschnitt geht es u.a. um lokale und regionale Fremdenverkehrsplanung, rechtliche Grundlagen des Reiseverkehrs, Reiseleitung, Tourismus- und Fremdenverkehrswerbung, Reiseverkehrgeographie.

■ Zahlen und Aussichten

- In den allermeisten Fällen handelt es sich um kurzzeitige Engagements. Eventuell gelingt es, einen Platz in einem festen Mitarbeiterpool zu bekommen, aus dem sich die Veranstalter „bedienen".
- Als Entlohnung dürfen manchmal die Familienangehörigen mitgenommen werden. Bei einer Anstellung über einen längeren Zeitraum ist eine angemessene Bezahlung üblich.
- Kontakte siehe [Adr.].

E
9

Vertretungsarzt

■ Arbeitsbedingungen und Tätigkeiten

Gerade zur Überbrückung einer zeitweiligen Arbeitslosigkeit eignet sich die Arbeit als Praxis- und Notdienstvertreter. Wenn niedergelassene Ärzte Urlaub machen oder aus anderen Gründen nicht anwesend sein können, suchen sie sich häufig Vertreter, um die Praxis zumindest als Anlaufstelle für die Patienten offen zu halten. Die Zeiträume einer Vertretung sind unterschiedlich und können von einigen Tagen bis zu einigen Monaten reichen. Bei Notdienstvertretungen kommt es oft zu regelmäßigeren Absprachen, da viele Ärzte grundsätzlich ihre Pflicht zur Beteiligung an der medizinischen Versorgung der Bevölkerung abtreten, um wenigstens etwas Freizeit zu haben. Notdienstvertretungen dauern von 6.00 bis 20.00 Uhr, Hintergrundbereitschaft von 19.00 bis 6.00 Uhr, Wochenendnotdienst von freitags, 19.00 bis montags, 8.00 Uhr. Da die Praxen jedoch recht unterschiedliche Öffnungszeiten haben, ist es oft erforderlich, bereits früher zu beginnen, und ein Dienst dauert dann z.B. von 17.00-7.00 Uhr.

Vorteilhaft ist die große persönliche Freiheit bei der Arbeit und der Erwerb einer großen allgemeinmedizinischen Erfahrung. Nachteilig ist sicherlich die immer wieder erforderliche Neuanpassung an verschiedene Praxen und der fehlende dauerhafte Kontakt zum Patienten, um auch einmal einen Fall über längere Zeit verfolgen zu können.

E 10

■ Voraussetzungen

- Erfahrungen in Allgemeinmedizin und Notfallmedizin (oder ähnlich qualifizierenden Fächern) sowie Kenntnisse im Kassenarztrecht und Abrechnungswesen.
- Eine neue Regelung sieht vor, daß ein Kurs zur fakultativen Weiterbildung Rettungsmedizin absolviert werden muß (siehe Kapitel C42.23). Diese Kurse kosten etwa 900,- DM und sind regelmäßig auf den Weiterbildungsseiten Ihres regionalen Ärzteblattes aufgeführt. Außerdem soll man sich bei der KV registrieren lassen. Die KV hat wenig Interesse daran, daß Ärzte ihre Dienste abgeben und versuchen regulierend einzugreifen. So dürfen auch Praxisvertretungen nur noch in Ausnahmefällen von Nicht-Fachärzten übernommen werden. Auskunft gibt Ihnen hierzu die zuständige Ärztekammer.
- Mit dem zu vertretenden KV-Arzt sollte ein Vertrag mit gleichzeitiger Klärung der Haftpflicht und Berufsunfähigkeitsversicherung abgeschlossen werden.

■ Zahlen und Aussichten

- Das Einkommen bleibt mittelfristig unsicher, und hinsichtlich der Nacht- und Wochenenddienste ist mit einer nicht unerheblichen Belastung zu rechnen.

- Die Preise werden frei verhandelt. Zur Zeit sind folgende Tarife üblich: Der Verdienst für einen Vertretungstag in einer Praxis liegt bei DM 300,- bis 400,-. Ein Nachtdienst wird mit DM 350,- bis 450,- abgegolten. Ein Wochenenddienst bringt etwa DM 1 000,-, allerdings hängt dies von der Größe des Einzugsgebietes ab. Auch eine prozentuale Beteiligung, z.B. 75% der Einnahmen, ist möglich. Damit können sogar deutlich über 1 000,- eingenommen werden.

- Vertretungen werden regelmäßig in Ärztezeitungen angeboten. Auch die zuständigen Ärztekammern und Kassenärztlichen Vereinigungen können befragt werden. Allerdings ist der beste Weg sicherlich, einen „Fuß in die Türe zu bekommen" und sich durch Flüsterpropaganda der niedergelassenen Ärzte einen Namen als zuverlässiger Vertreter zu machen.

- Meistens wird nur kurzfristig auf diese Art gearbeitet, und es gibt einen hohen Durchsatz an Vertretungsärzten.

- Gegen eine ausschließliche Tätigkeit als Vertretungsarzt spricht eventuell der Wunsch, später wieder in die Klinik zu gehen, wobei eine zeitweilige Vertretungszeit durchaus vorteilhaft sein kann, auf Dauer jedoch bei Bewerbungen negativ zu Buche schlägt.

E
10

Nichtkurative ärztliche Berufe

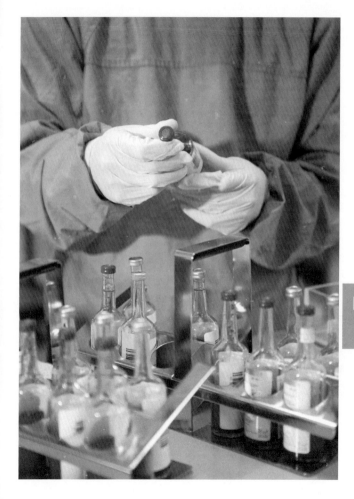

Arzt als Lehrer

■ Arbeitsbedingungen und Tätigkeiten

Meist wird dieser Bereich als Möglichkeit zu einem Zusatzverdienst genutzt. In der Regel wird ein abgeschlossenes AiP erwartet, allerdings hängt diese Vorgabe sehr vom Angebot an Ärzten ab. Die Chancen sind auf jeden Fall gut genug, um Augen und Ohren offenzuhalten, wenn man sich für eine derartige Beschäftigung interessiert. Vielerorts kann bereits mit wenigen Monaten Berufserfahrung oder sogar mit einem gerade vollendeten Medizinstudium unterrichtet werden. Aushilfsweise erhalten sogar fortgeschrittene Studenten die Chance auf diesen sicherlich reizvollen Nebenjob. Idealerweise bringt man jedoch eine mehrjährige Erfahrung im zu unterrichtenden Fach mit. Gelehrt wird meist an MTA-, Kranken- und Altenpflege- oder Physiotherapieschulen, aber auch Verträge z.B. mit der Feuerwehr über die Ausbildung zum Rettungssanitäter sind möglich, wobei es nicht allein um reine Notfallmedizin geht, sondern z.B. auch ein bestimmter wöchentlicher Stundensatz an Psychiatrie unterrichtet werden muß.

■ Voraussetzungen

- Abgeschlossenes Studium; als AiP wird man allerdings nicht oft genommen.
- Ideal ist eine mehrjährige Erfahrung im zu unterrichtenden Fach.

■ Zahlen und Aussichten

- Die Bezahlung erfolgt meist auf Stunden- oder Honorarbasis (35-50,-/Stunde). Bei Festanstellung gelten jedoch (bei öffentlichen Stellen) die Tarife des öffentlichen Dienstes. Allerdings sind bei privaten Schulen, die immer stärker zunehmen und einen entsprechenden Bedarf an unterrichtenden Ärzten haben, die Stundenlöhne oft höher.
- Es gibt relativ viele freie Stellen, da die Aufgabe unter Ärzten nicht sehr beliebt ist.
- Wem es genug Spaß macht, bleibt es natürlich offen, sich sein Geld ausschließlich auf diese Weise zu verdienen. So gibt es beispielsweise an Zentren für medizinisch-technische Hilfsberufe auch Ganztagsstellen.

F
1

Arzt als medizinischer Fachjournalist und Fachredakteur

■ Arbeitsbedingungen und Tätigkeiten

Aufgrund der rasanten technischen Entwicklung und immer neuer Forschungsergebnisse im Gesundheitswesen wächst in der Bevölkerung der Aufklärungsbedarf. Die fachlichen, journalistischen und auch ethischen Anforderungen an einen Medizinjournalisten sind hoch, wenn er über BSE, Alzheimer und Genmanipulation aufklären soll. Die Kunst besteht oft darin, komplizierte medizinische Sachverhalte in eine auch für den Nichtmediziner verständliche Sprache zu „übersetzen". Allerdings besteht ein Unterschied darin, ob man hauptsächlich populärwissenschaftlich für Zeitungen, Rundfunk und Fernsehen arbeitet oder sich auf die Arbeit mit medizinischer Fachliteratur in Medizin-Verlagen konzentriert. Im ersten Fall sind die Texte und Beiträge kürzer, und es werden viel schneller neue Themen angegangen. Zusätzlich stehen Reisen zu Kongressen (auch international) auf dem Programm, um von dort zu berichten. Bei den Fachverlagen erscheinen viele Zeitschriften seltener und die Arbeit an Buchprojekten bedingt ohnehin einen längeren Atem. Als (angestellter oder auch freiberuflicher) Lektor für solche Verlage ist die Korrektur von Texten nur ein Teil der Arbeit. Zu den weiteren Aufgaben gehört z.B. die Konzeption neuer Publikationen, die Pflege von Autorenkontakten sowie Betreuung und Überarbeitung vorhandener Werke. Diese Arbeit reicht meistens weit in den Produktionsprozess eines Buches hinein. Die Betreuung eines Satzbüros setzt die Kenntnis der Produktion auf dieser Stufe voraus, und auch bei der Entscheidung über die Abbildungen in einem Buch muß der „Lektor" mitunter neben dem Fotografen die Regie der Aufnahmen übernehmen. Wer sich für diesen Arbeitsbereich interessiert, bringt oft ein besonderes Interesse an Sprache und Schrift mit. Vielfach befähigt dies zusätzlich zu einer Tätigkeit als Übersetzer (siehe Kapitel F3), sofern eine Fremdsprache in ihren Grundzügen beherrscht wird.

Die Arbeitsbedingungen sind oft mit erheblicher persönlicher Freiheit verbunden. Bei fester Anstellung findet man oft gleitende Arbeitszeiten. Aber die Art der Tätigkeit ermöglicht auch Heimarbeiten und/oder Teilzeitarbeiten. Wer sich dieser Tätigkeit als Freiberufler nähert, kann überdies seinen Arbeitstag nahezu vollständig selber planen und erreicht durch den Einsatz eines Laptops auch völlige räumliche Unabhängigkeit. Schließlich spielt es keine Rolle, ob die letzte Textüberarbeitung vom heimischen PC oder aus einem verlängerten Urlaub auf einer Karibik-Insel online an den jeweiligen Verlag gesendet wird.

F 2

Ein zukünftig interessantes Betätigungsfeld für den Medizinjournalisten bietet das Internet. Neben der Beteiligung am Aufbau von medizinischen Online-Diensten [Adr.] zeichnet sich auch ein Bedarf an sog. Informations-Brokern ab. Diese recherchieren im Internet auf Anfrage von Ärzten z.B. nach den aktuellsten Informationen und Studienergebnissen hinsichtlich einer bestimmten Behandlungsmethode. Auch versuchen immer mehr Mediziner, eine Art medizinische Beratungsstelle im Internet einzurichten. In den skandinavischen Ländern erfreuen sich diese Dienste bereits sehr großer Beliebtheit, allerdings bis jetzt nur, solange sie kostenfrei bleiben.

■ Voraussetzungen

- Die wichtigste Voraussetzung ist Spaß an Sprache, Medien und Didaktik. Wer dieses Betätigungsfeld als „Notnagel" betrachtet, sollte lieber nach einer anderen Alternative suchen.
- Ein abgeschlossenes Studium ist meist die Voraussetzung, um (populär-)wissenschaftliche Texte mit der nötigen Kompetenz zu erstellen oder zu bearbeiten.
- Auch für frisch approbierte Mediziner ist diese Arbeit geeignet.
- Wichtiger als verschiedene Fortbildungen zum Medizinjournalisten ist für die meisten Auftraggeber die Erfahrung mit Texten, Textverarbeitung und Texterstellung und eine „flotte Feder". Auch hat der Nachweis früherer Artikel und Manuskripte einen deutlich höheren Stellenwert als etwa eine Promotion, aber wer hat das schon gegen Ende seines Studiums. Um einen Einstieg zu ermöglichen, sind mehrere bekannte Medizin-Verlage dazu übergegangen, wirklich interessierten und motivierten Bewerbern befristete Volontariatsstellen (z.B. 18 Monate) anzubieten, in denen für erträgliche Bezahlung das Handwerkszeug eines Medizinjournalisten erlernt werden kann. Spätere Übernahme ist nicht ausgeschlossen.
- Unerläßlich ist ein sicherer Umgang mit dem PC und der englischen Sprache. In Zukunft werden auch die neuen Medien eine immer größere Bedeutung erlangen und für den Medizinjournalisten unverzichtbar sein.
- Gute kommunikative Fähigkeiten und diplomatisches Geschick spielen vor allem im Buchbereich bei der Suche und Betreuung von Autoren eine Rolle, die als Professoren oder Chefärzte mitunter ein etwas divahaftes Verhalten auch auf außerklinische Bereiche übertragen.

■ Zusatzausbildungen

- Die Friedrich-Deich-Stiftung fördert u.a. journalistischen Nachwuchs, der sich auf medizinische oder gesundheitsökonomische Themen spezialisieren will. Stiftungsgründer ist der Bundesverband der pharmazeutischen Industrie. Kontakt über die Friedrich-Deich-Stiftung [Adr.].

F
2

- Ein Volontariat oder wenigstens ein mehrwöchiges redaktionelles Praktikum mit Zeugnis empfiehlt sich für jeden, der in dieser Sparte regelmäßig tätig sein will. Man kann sich dazu bei Tages- und Wochenzeitungen, Nachrichtenmagazinen oder medizinischen Tageszeitungen wie der Medical Tribune oder der Ärzte-Zeitung bewerben.
- Die Thieme-Verlags-Gruppe hat zusammen mit dem mibeg-Institut [Adr.] eine 1jährige Ausbildung zum Fachredakteur Medizin ins Leben gerufen. In einer 4monatigen Theoriephase werden praxisnahe Kenntnisse und Fähigkeiten im Arbeitsfeld einer medizinischen Wissenschaftsredaktion vermittelt, wie sie von den Verlagen heute gefordert werden. Dazu gehören detaillierte Kenntnisse über Aufgaben und Strukturen des Fachverlagswesens, Vertriebswege, Autorenführung, Management und Marketing unter adäquater EDV-Organisation sowie das gesamte Redaktions-Know-how und ein intensives Verhandlungs- und Bewerbungstraining. Es schließt sich eine 8-monatige Praxisphase an, in der die erworbenen Kenntnisse in der Praxis erprobt und vertieft werden können. Dieses Seminar gilt als gute Grundlage für eine spätere Tätigkeit im Fachverlagswesen und in der Medienbranche.
- An der Ruhr-Universität Bochum [Adr.] kann man mit medizinpublizistischen Themen sowohl den Magistergrad (M.A.) als auch eine Promotion zum Dr. med. anstreben, sobald die jeweiligen Zulassungsvoraussetzungen zur Promotion gegeben sind.
- An den Universitäten von Hannover, Hohenheim, Mainz, Marburg und Bamberg existiert ein 4semestriges Aufbaustudium „Journalismus". Ziel ist es, Fachjournalisten auszubilden, die gesellschaftlich relevante Themen sachkundig darstellen.
- Auch die Freie Universität Berlin hat ein Zusatzstudium „Wissenschaftsjournalismus" eingerichtet, bei der die Zulassungsvoraussetzung das abgeschlossene (Medizin-)Studium ist.
- Beim Ernst Klett Verlag gibt es einen 1jährigen, praxisnahen Kurs zum Fachredakteur in der Medizin. Inhalt ist die fachgerechte Redaktion medizinischer Artikel und Beiträge. Ein Praktikum und eine definierte Projektarbeit ermöglichen einen Einblick in das Verlagsgeschehen. Eine Teilübernahme der Kosten durch das Arbeitsamt ist möglich [Adr.].

■ Zahlen und Aussichten
- Als Nebentätigkeit ist vor allem bei Zeitschriften mit einer Bezahlung nach Zeilen oder Seiten zu rechnen.
- Freiberufler werden häufig, vor allem im Fachbuchbereich, nach Stundensätzen bezahlt, die mit dem Verlag auszuhandeln sind.
- Das Einkommen kann je nach Position eventuell auch deutlich über den Tarifen des öffentlichen Dienstes liegen. Ein Grundgehalt als angestellter und relativ unerfahrener Lektor kann bei etwa

F 2

DM 4 800,- brutto liegen. Ein verantwortlicher Cheflektor der obersten Verlagsebene kann ein Jahreseinkommen von DM 250 000,- haben.

- Der Wiedereinstieg in die Klinik wird mit jedem Tag schwieriger, da die klinische Erfahrung fehlt, sofern keine Mischung aus ärztlicher Halbtagsstelle und nebenberuflicher medizin-journalistischer Tätigkeit vorliegt.
- Besonders mit Blick auf die stetig wachsende Medienlandschaft und den immer größeren Hunger nach medizinischer Aufklärung sind die Chancen und Perspektiven in diesem Sektor recht gut.
- Im Deutschen Ärzteblatt finden sich regelmäßig Stellenangebote für Volontariats- oder auch Lektoratsstellen. Aber auch die Direktbewerbung bei Verlagen hat bei nachweisbarer Vorerfahrung Chancen auf Erfolg [Adr.].

F
2

Arzt als Übersetzer

■ Arbeitsbedingungen und Tätigkeiten

Als Übersetzer arbeitet man in Heimarbeit mit allen Vor- und Nachteilen. Meistens hat die Arbeit den Charakter einer Nebentätigkeit. Mit einem Laptop ist man räumlich unabhängig.

■ Voraussetzungen

- Voraussetzung ist natürlich die Beherrschung einer Fremdsprache. Dabei ist es entscheidend, diese Sprache in geschriebener Form zu verstehen und nicht, sie fließend zu sprechen. Für Übersetzungen in eine fremde Sprache sind in der Regel nur Personen geeignet, die auch mit dieser Sprache aufgewachsen sind. Da es sich um medizinische Texte handelt, wird die Übersetzung um so leichter fallen, je besser man sich in dem entsprechenden Gebiet auskennt, also in einem fortgeschrittenen Stadium des Medizinstudiums oder nach dem Medizinstudium. Bei hochspezialisierter Fachliteratur ist ein entsprechend höherer Ausbildungsstand erforderlich.

■ Zahlen und Aussichten

- Die Vergütung ist oft annehmbar, z.B. entweder nach Worten (etwa DM 0,13 bis 0,15 pro Wort ergibt bei z.B. 100 000 Wörtern für ein durchschnittliches Buch DM 13 000,- bis 15 000,- für 300 bis 400 Stunden Arbeit) oder als Projektpauschale.
- Die umfangreichsten Aufgaben kommen in der Regel von Medizin-Verlagen. Sie können diese Verlage anschreiben und Ihre Leistung anbieten. Oft wird dann zunächst eine kleine Probeübersetzung angefordert.
- Hochspezialisierte medizinisch-pharmazeutische Übersetzungsbüros suchen gelegentlich Mitarbeiter.
- Auch alle international aktiven Organisationen wie DRK, ADAC, Versicherungen und Medizingerätehersteller, gesundheitspolitische Gruppierungen, internationale Pressestellen, Pharmafirmen usw. haben immer wieder kurzfristigen Bedarf.
- Vielfach wird diese Arbeit mit einer Tätigkeit als medizinischer Fachjournalist (siehe Kapitel F2) kombiniert.

F 3

Arzt im Bibliothekswesen

■ Arbeitsbedingungen und Tätigkeiten

Man hat die Aufgabe, den Bestand einer Bibliothek planvoll aufzu-
bauen und ihn in den jeweiligen Fachgebieten wissenschaftlich zu
erschließen. Universitätsfachbibliotheken werden mit medizinischer
Fachliteratur ausgestattet. Weiterhin obliegen dem Arzt im Bibliothekswesen Verwaltungsaufgaben und die fachspezifische Benutzer-
beratung. Der Einstieg in den Beruf erfolgt über eine zweijährige
Ausbildung: ein Jahr praktische Ausbildung an einer dafür ausgeleg-
ten Bibliothek [Adr.] und ein Jahr theoretische Ausbildung an einer
Bibliotheksschule in Frankfurt, Köln oder München. Nach den 2
Jahren kann man die Abschlußprüfung ablegen; wenn man bestanden hat, führt man danach den Titel eines Assessors des Bibliotheks-
dienstes.

■ Voraussetzungen

- Für eine Berufung ins Beamtenverhältnis müssen die persönlichen
  Voraussetzungen gegeben sein, das Höchstalter bei Einstieg ist 32
  Jahre (Ausnahmen u.U. möglich).
- Promovierte Bewerber werden bevorzugt.
- Beherrschung eines bestimmten Wissenschaftsgebietes.
- Vertrautheit mit wissenschaftlichen Arbeitsmethoden.
- Fächerübergreifende Interessen.
- Fremdsprachenkenntnisse.
- Fähigkeit zur Mitarbeiterführung, Kommunikation und Kooperation.
- Bewerbungen werden direkt an eine Ausbildungsbibliothek der eige-
  nen Wahl gerichtet. Da die Auswahl durch das Länderministerium
  erfolgt, sind gleichzeitige Bewerbungen bei mehreren Bibliotheken
  nicht möglich.

■ Zahlen und Aussichten

- Während der Ausbildung (als Bibliotheksreferendar) erhält man den
  Status eines Beamten auf Widerruf und entsprechende Anwärterbe-
  züge nach dem Bundesbesoldungsgesetz. Danach erfolgt die Bezahlung nach den normalen Beamtentarifen.

F
4

Arzt im Verkauf

■ Arbeitsbedingungen und Tätigkeiten

Bei dieser Art der Beschäftigung übernimmt man Aufgaben im
Bereich des allgemeinen wissenschaftlichen Dienstes für ein
Vertriebsprodukt, sei es nun ein Infusionsautomat oder eine Spritzen-
pumpe. Die Aufgaben umfassen das allgemeine Management, die
Erarbeitung wissenschaftlicher Informationen sowie die Dokumentation und Information über ein Produkt. Häufig sind diese Aufgaben
mit vielen Dienstreisen verbunden.

■ Voraussetzungen

- Bei Medizingeräteherstellern und Kosmetikbetrieben besteht die
  Möglichkeit einer Anstellung ohne Vollapprobation, solange die
  anderen Voraussetzungen stimmen (Kenntnisse aus Ingenieurwissen-
  schaften und Physik oder Informatik).
- Meist Promotion.
- Englischkenntnisse; idealerweise Kenntnisse in osteuropäischen
  Sprachen.
- Betriebswirtschaftliches und kommerzielles Denken, Verhandlungs-
  geschick.

■ Zahlen und Aussichten

- Die Bezahlung ist in der Regel besser als im öffentlichen Dienst. Ein
  Einstiegsgehalt von DM 90 000,- DM pro Jahr ist durchaus möglich.
- Ein berufliches Weiterkommen ist mehr von der Leistung als von
  freien Stellen abhängig.

F
5

Arzt in pharmazeutischen Betrieben

■ Arbeitsbedingungen und Tätigkeiten

Forschung und Entwicklung

In diesem Teilbereich der Pharmaindustrie geht es für den Mediziner um die Aufgabengebiete präklinische und klinische Forschung sowie um die Arzneimittelsicherheit. Diese Bereiche werden häufig zu Projekten zusammengefaßt, deren Leitung ein erfahrener Facharzt übernimmt. In der präklinischen Forschung wird zunächst eine Beobachtung aus dem Labor aufgegriffen. Es wird dann geprüft, ob man hieraus ein Medikament entwickeln kann. Viele Substanzen werden, meist aus Gründen der Toxizität,wieder verworfen. Für die anderen folgen nun die Phasen I-IV der klinischen Prüfung, wobei das neue Medikament zunächst an wenigen Gesunden, dann an wenigen Patienten und schließlich an einer größeren Patientengruppe getestet wird. In der Phase IV werden weitere Erfahrungen unter Praxisbedingungen gesammelt. Dem Arzt obliegt die Planung, Vorbereitung und Kontrolle der klinischen Prüfung, die mehrere Jahre dauern kann. Abschließend erstellt der Arzt einen umfangreichen Bericht, der Grundlage für Publikationen wird und z.B. auf Kongressen zur Vorstellung des neuen Präparates gegenüber einem breiten Fachpublikum genutzt wird. Beim Thema Arzneimittelsicherheit sind in großen Pharmaunternehmen mehrere Ärzte nur mit Einzelfallprüfungen beschäftigt.

In nichtführenden Positionen ist im allgemeinen von einer geregelten Arbeitszeit mit Fünftagewoche und Achtstundentag, Urlaub und manchmal auch gleitender Arbeitszeit auszugehen. Wie auch in Klinik und Praxis besteht eine Verpflichtung zur kontinuierlichen Weiterbildung. Ein Neuling erhält ausreichend Zeit und Gelegenheit, sich in sein neues Tätigkeitsfeld einzuarbeiten. Die meisten Pharmaunternehmen haben zu diesem Zweck eigene, umfangreiche Bibliotheken und Datenbanken. Danach wird der Anfänger meist in ein Projektteam integriert, das mit der klinischen Prüfung eines neuen Medikaments befaßt ist. Die Hierarchiestrukturen sind, wie so oft, gegenüber den Verhältnissen in den Krankenhäusern relativ flach, Teamarbeit wird groß geschrieben.

Management, Information und Service

Hier ist wesentlich mehr kaufmännisches Wissen gefragt. Es geht im Bereich Marketing und Außendienst um die Erstellung und Vermittlung der Produktinformationen, Marktforschung, Konkurrenzbeobachtung, das Produktdesign und schließlich auch um die Arbeit des typischen Pharmareferenten, der als Mittler zwischen Ärzten und Pharmaunternehmen wirkt. Die Vorteile dieser Tätigkeit sind die freie Zeitplanung, Arbeitsautonomie und ein hohes Einkommen. Im

F
6

Bereich des wissenschaftlichen Dienstes arbeitet man am innerbe-
trieblichen Informationsfluß, sichtet Fachliteratur, wertet sie aus und
erstellt bzw. aktualisiert Fachinformationen und Beipackzettel.

■ Voraussetzungen

- Für den Forschungsbereich ideal sind Doppelqualifikation wie Medi-
  zin/Biologie oder Medizin/Chemie, aber vielfach reichen auch mehrjährige klinische Erfahrungen mit oder ohne Facharzttitel. Große
  Beachtung findet ein Facharzttitel in Pharmakologie und Toxikologie
  (siehe Kapitel C31) oder in Klinischer Pharmakologie (siehe Kapitel
  C19).
- Viel größerer Wert wird auf Team- und Kommunikationsfähigkeiten
  gelegt. Gern gesehen werden außerdem Flexibilität, Kontaktstärke,
  Kreativität und Zielbewußtsein.
- Erfahrung in Marketing, Statistik und Dokumentation bieten Chancen
  für eine AiP-Stelle. Allerdings müssen Institute mit überwiegender
  Patienten- oder Probandenbetreuung angeschlossen sein, damit eine
  AiP-Anerkennung möglich ist. Die vorherige Abklärung der Anerken-
  nung mit der Ärztekammer ist unbedingt erforderlich.
- Gute Englisch- und PC-Kenntnisse sind nötig, die Promotion wird
  meist erwartet.
- Für spätere Spitzenpositionen ist die Kombination mit einer wirt-
  schaftswissenschaftlichen Ausbildung gut geeignet.

■ Zusatzausbildungen

- Es existiert ein Weiterbildungsprogramm von der Fachgesellschaft
  der Ärzte in der Pharmazeutischen Industrie e.V. (FÄPI[Adr.]), das von
  verschiedenen Unternehmen unterstützt wird. Hier können die
  Gebietsbezeichnungen Pharmakologie und Toxikologie (siehe Kapitel
  C31) und Klinische Pharmakologie (siehe Kapitel C19) erworben
  werden. Diese Fachgesellschaft ist der Zusammenschluß von Ärztinnen und Ärzten, die vorwiegend in der deutschen pharmazeutischen
  Industrie tätig sind. Ihre Ziele sind unter anderem: Profilierung und
  Förderung des Berufsbildes des Arztes in der Pharmaindustrie, Fort-
  und Weiterbildung der Mitglieder, Vertiefung der fachlichen Beziehungen der Mitglieder untereinander und zwischen anderen Ärzte-
  gruppen sowie kollegiale Verbindungen zur Ärzteschaft und deren
  Organisationen, Unterstützung der Mitglieder bei der Ausübung ihrer
  beruflichen Aufgaben und Pflichten. Hier kann auch eine Informationsbroschüre angefordert werden.

■ Zahlen und Aussichten

- Im Forschungsbereich der Pharmaindustrie arbeiten derzeit etwa
  2 500 Ärzte, im Marketing- und Servicebereich etwa 1 500.

F
6

- Laut Tarifvertrag der chemischen Industrie bekommt ein diplomierter Akademiker rund 78 000,- DM Einstiegsbruttogehalt, ein promovierter Akademiker ca. 90 000,- DM. Nach 2 Jahren werden diese Tarifabsprachen verlassen, und erfahrungsgemäß steigt dann der Lohn auf ca. 110 000,- DM mit weiterer Entwicklungsmöglichkeit. Derzeit verdient etwa ein Drittel der Ärzte in der Pharmaindustrie bis 150 000,- DM, ein Drittel 150 000,- bis 180 000,- DM und ein Drittel über 180 000,- DM.
- Die Arbeitsverträge sind in der Regel unbefristet.
- Für eine spätere Bewerbung in einem Krankenhaus sind die Aussichten trotz meist intensiver wissenschaftlicher Erfahrung nicht gut.
- Die Angebote der Pharmaindustrie bezogen sich in letzter Zeit vorwiegend auf Marketing und Service.
- Doppelqualifikationen führen schneller in die oberen Etagen (Medizin mit Pharmazie, Biologie, Chemie, Wirtschaftslehre).
- Regelmäßig sind in den Ärzteblättern Stellengesuche ausgeschrieben, aus denen sich die Anforderungsprofile ablesen lassen.
- Weitere Infos auch über verschiedene andere Verbände [Adr.].

F
6

Arzt als Manager

Das immer teurer werdende Gesundheitssystem muß weiterhin bezahlbar bleiben. Die Einsparungsmöglichkeiten sind enorm, doch um an den richtigen Stellen zu sparen, müssen die Verantwortlichen wissen, worauf verzichtet werden kann, ohne die Interessen der Patienten zu verletzen. Gleichzeitig müssen die Gehälter aller Werktätigen im Gesundheitssystem auf einem akzeptablen Niveau bleiben. Zudem müssen die Krankenhäuser heute um die Patienten, die Kunden, werben und stehen auch in Konkurrenz zu den niedergelassenen Ärzten. Um die richtigen Hebel zu finden, an denen Sparvorhaben ansetzen können, ist es wichtig, die Strukturen genau zu kennen. Dies erfordert Arbeitskräfte mit sowohl medizinischen als auch wirtschaftlichen Kenntnissen.

Spätestens in der eigenen Praxis kommt ein Arzt nicht mehr daran vorbei, sich mit Fragen von Management und Wirtschaftlichkeit zu befassen. Aber manche Ärzte haben, auch ohne sich niederzulassen, Interesse an den vielen anderen Bereichen, in denen medizinisch-ökonomische Fragen berührt werden. Die obere Management-Ebene im Krankenhaus ist z.B. die ideale Position für einen wirtschaftlich sehr versierten Mediziner, denn Wirtschaftlichkeit wird in den Krankenhäusern zur obersten Devise. Sie ist z.B. durch verbesserte Organisationsstrukturen zu erreichen. Auch der Bedarf an Qualitätssicherung besteht nicht nur in den Krankenhäusern sondern auch in anderen Einrichtungen des Gesundheitswesens, denn Qualitätsverbesserung ist fast gleichzusetzen mit Kostenreduktion. Schließlich bedeutet die Optimierung von Arbeitsabläufen ein verbessertes Zeit- und Arbeitsmanagement.

■ Voraussetzungen

- Wichtige Bedingungen für Mediziner in Führungsebenen sind betriebswirtschaftliche Kenntnisse (Finanzplanung, Controlling, Organisationsstrukturen) und Kenntnisse in strategischer Krankenhausführung.
- Sie müssen die Strukturen des Gesundheitswesens in Deutschland sowie im Ausland kennen und verstehen.
- An persönlichen Fähigkeiten sind diplomatische, kommunikative und Führungsqualitäten besonders gefragt.

■ Zusatzausbildungen

- Das 12monatige Seminar Medical Controlling des mibeg-Institutes [Adr.] in Zusammenarbeit mit der Ärztekammer Nordrhein baut auf den Studienkenntnissen bzw. Berufserfahrungen der Teilnehmer auf und vermittelt im Bereich des Controlling Kenntnisse und Fähigkeiten, die im Gesundheitswesen aktuell gefordert werden (Betriebswirtschaft, Rechnungswesen, Gesundheitsökonomie, Controlling-Funktionen, Management von Medizin-Betrieben unter adäquater EDV-Organisation).

■ Zahlen und Aussichten

- Es ist derzeit wegen der Reformbemühungen und der Kostenexplosion im Gesundheitswesen ein hoher Bedarf an Medizinern abzusehen, die sich ausschließlich mit Managementaufgaben befassen. Dafür verabschiedet man sich in diesen Jobs wohl endgültig von der Patientenbetreuung.
- Jahresgehälter von 120 000,- DM in der freien Wirtschaft sind keine Ausnahme.
- Mit einer Weiterbildung im Bereich Wirtschaft qualifiziert man sich auch für Jobs in der Pharmaindustrie. Internationale Anerkennung genießt die Fortbildung zum Master of Business Administration z.B. an der Erasmus-Universität in Utrecht [Adr.].

Arzt als Unternehmensberater (Consultant)

■ Arbeitsbedingungen und Tätigkeiten

Im Bereich Consulting versucht ein Team von ärztlichen Beratern für
das Unternehmen Krankenhaus durch Datenrecherche und Gespräche
mit Mitarbeitern, eine „Diagnose" zu stellen und ein „Therapiekon-
zept" zu erarbeiten, wodurch Qualität und Effizienz u.U. erheblich
gesteigert werden können. Die Tätigkeit als Unternehmensberater
stellt besonders hohe Anforderungen an die zwischenmenschlichen
Fähigkeiten. Während ein Manager besonders organisieren und dele-
gieren können muß, hat ein Consultant oft damit zu kämpfen, daß er
„von außen" kommt und seine Kompetenz sehr einfühlsam anbrin-
gen muß. So wird ihm dann auch oft vorgeworfen, gar nicht über die
inneren Angelegenheiten des Krankenhauses Bescheid zu wissen. Der
Consultant muß viel Überzeugungs- und Vertrauensarbeit leisten,
damit seine Arbeit von Erfolg gekrönt ist. Der große Vorteil eines
Consultant besteht genau darin, daß er von außen kommt und nicht
mit den althergebrachten Strukturen verwoben ist. Bis zu 14 Stunden
in der „heißen Phase" der Kundenbetreuung sind keine Besonderheit
in diesem Job. Dafür bleibt die Arbeit jedoch durch ein ständig wech-
selndes Umfeld und immer neue, intensive Kontakte zu Einzelperso-
nen und Gruppen abwechslungsreich.

■ Voraussetzungen

- Im Consulting-Bereich werden starke Persönlichkeiten mit deutlichen
  Führungsqualitäten benötigt. Gleichzeitig müssen Teamfähigkeit,
  Einfühlungsvermögen und Kommunikationsfähigkeiten gegeben sein.
  Auslandsaufenthalte, zeitweiliger Leistungssport und andere biogra-
  phische Hinweise auf Zielstrebigkeit und großes Durchhaltevermögen
  sind vorteilhaft.
- Als Consultant müssen Sie aber auch abschalten können, um den
  Kopf für neue Ideen frei zu haben. „Arbeitstiere" werden hier eher
  weniger gerne gesehen.

■ Zahlen und Aussichten

- Als Consultant erfreut man sich einer ausgesprochen guten Bezahlung. Einstiegsgehälter von 70 000,- DM werden bei erfolgreicher
  Arbeit oft in kurzer Zeit spielend ausgebaut.
- Eine Arbeit als Consultant verschafft einem viele gute Kontakte zu
  den Führungskräften im Gesundheitssystem. Hieraus können sich
  auch nach einer Tätigkeit als Consultant vielfältige weitere Beschäfti-
  gungsmöglichkeiten ergeben.

F 8

Zusatzausbildungen

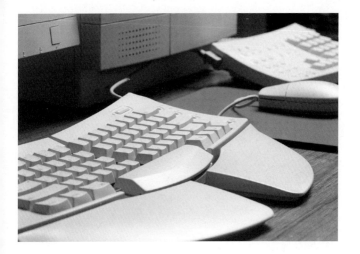

Betriebswirtschaftliches Zusatzstudium

Die Ärzteschaft ist immer noch ungebildet, was wirtschaftliches Denken betrifft, dabei werden die Anforderungen daran immer größer. Besonders bei der Vergabe von Ober- und Chefarztpositionen wird immer mehr auf die wirtschaftliche Kompetenz der Bewerber geachtet. Im Medizinstudium wird in dieser Hinsicht keine Ausbildung angeboten. Es gibt jedoch einige Aufbaustudiengänge, die versuchen, diese Lücke zu schließen. Es werden besonders Kenntnisse in Marketing, Produktmanagement, Verkauf und Rechnungswesen vermittelt. Am Ende der Ausbildung sollen die Ärzte Führungspositionen z.B. in Pharmaindustrie oder Verwaltung einnehmen können, in denen sowohl naturwissenschaftliches als auch wirtschaftswissenschaftliches Denken erwartet werden.

Die Regelstudienzeit beträgt fünf Semester, jedoch ohne zeitliche Begrenzung. Den Abschluß bildet eine Diplom-Arbeit.

■ Voraussetzungen
- Abgeschlossenes Studium.
- Formloser Antrag beim Prüfungsausschußvorsitzenden, dem in aller Regel stattgegeben wird. Dies ist notwendig, da es keinen akademischen Grad als „Wirtschaftsmediziner" gibt, sonst jedoch nichts gegen diese Weiterbildung des Mediziners spricht.

■ Inhalte
- Allgemeine Betriebswirtschaftslehre (BWL).
- Allgemeine Volkswirtschaftslehre (VWL).
- Arbeitswissenschaft oder Rechtswissenschaft oder Operations Research.
- Spezielle BWL oder VWL oder Rechtswissenschaft oder Operations Research oder angewandte Statistik oder Betriebswissenschaft oder Stochastik und Operations Research.
- Arbeits- und Sozialwissenschaft.
- Diverse Wahlmöglichkeiten, eine „lebende" Sprache.

■ Zahlen und Aussichten
- Das Studium ist gebührenfrei.
- Ziel ist die Ausbildung von naturwissenschaftlich bzw. medizinisch geschulten Betriebswirtschaftlern, die z.B. in der Krankenhausverwaltung oder der pharmazeutischen Industrie tätig werden können.
- Angeboten wird die Weiterbildung in Braunschweig, Aachen, Chemnitz-Zwickau, Kassel [Adr.].
- Der Bedarf ist hier durchaus steigend, da so die Arbeitgeber viel Geld sparen können, was im Gesundheitswesen immer wichtiger wird.

G
1

European Master in Clinical Research (EMCR)

▪ Voraussetzungen
- Nur für Studierende und Absolventen der Universitäten Freiburg, Basel und Strasbourg. Die Dauer der Ausbildung beträgt sechs Semester.

▪ Inhalte
- Nachwuchsförderung Begabter in moderner klinischer Forschung.
- Praktische und theoretische Unterweisung in modernen Techniken und Methoden der biomedizinischen Grundlagenforschung.
- Anschließende Blockveranstaltungen in der biomedizinischen Forschung parallel zur experimentellen Arbeit an einer Dissertation.

▪ Zahlen und Aussichten
- Das Studium wird von der Universität ausgerichtet. Es werden keine privaten Gebühren erhoben.
- Diese Zusatzqualifikation ist besonders für eine wissenschaftliche Laufbahn nützlich [siehe Kapitel B]. Auch in der Pharmaindustrie ist sie sehr gern gesehen.

G
2

Gesundheitsmanagement

■ Voraussetzungen
- Neben einem abgeschlossenen Medizinstudium und der Teilnahme an einer Informationsveranstaltung wird mit jedem Bewerber ein individuelles Beratungsgespräch geführt.

■ Lehrbedingungen
- Die Ausbildungsdauer beträgt 12 Monate einschließlich eines 3monatigen Praktikums. In dieser Zeit werden insgesamt 1 432 Unterrichtsstunden besucht.
- Die Themen werden meist als Wochenblockveranstaltungen durchgeführt.

■ Inhalte
- Gesundheit als gesellschaftliche Aufgabe (120 Stunden).
- Träger des Sozialsystems (64 Stunden).
- Epidemiologie und Prävention (64 Stunden).
- Grundlagen der Betriebsführung (216 Stunden).
- Human Resources Management (80 Stunden).
- Wirtschaftsrecht (176 Stunden).
- Strategien und Instrumente im Gesundheitsmanagement (104 Stunden).
- Gesundheit als Dienstleistungsaufgabe (160 Stunden).
- Workshop Öffentlichkeitsarbeit (216 Stunden).
- EDV-gestützte Dokumentation und Statistik (216 Stunden).
- Bewerbungstraining (16 Stunden).

■ Zahlen und Aussichten
- Die Kosten belaufen sich auf rund 15 000,- DM.
- Die Ausbildung qualifiziert für die Übernahme von Aufgaben im Bereich der Gesundheitsvorsorge und des Gesundheitsmanagements. Es können kompetente Beratungen und Tätigkeiten im Gesundheitsmarketing durchgeführt werden. Eine weitere Perspektive sind leitende Aufgaben in Organisationen und Führungspositionen in sozialorientierten Unternehmen, Controlling von Medizinbetrieben, Informationsmanagement in Einrichtungen des Gesundheitswesens, Entwicklung konzeptioneller Vorgaben im Bereich der Gesundheitspolitik, Auswertung von Gesundheitsdaten und Berichterstattung, Organisationsanalyse und -planung im Gesundheitswesen, Qualitätsmanagement im Gesundheitswesen und Krankenhaus-Unternehmensberatung.
- Bei bestimmten individuellen Voraussetzungen ist eine Förderung gemäß den Richtlinien der Bundesanstalt für Arbeit möglich.
- Diese Ausbildung wird in ähnlicher Form von unterschiedlichen Veranstaltern angeboten [Adr.].

G
3

Kunst- und Musiktherapie

Die Kunst- und Musiktherapie ist besonders in der Psychiatrie (siehe Kapitel C36) ein wichtiges diagnostisches und therapeutisches Instrumentarium. Beide Kunstformen können apathische oder depressive Menschen zu einer ersten Äußerung bringen und den Kontakt zum Arzt bahnen oder fördern. Ein diagnostisches Beispiel: Die Bilder einer Bulimiekranken unterscheiden sich recht deutlich von denen einer Magersüchtigen. Ein therapeutisches Beispiel: Musik und Klänge können bei Gesunden und oft besonders bei psychisch oder psychosomatisch Kranken ein starkes Gefühl auslösen. Das kann man sich therapeutisch zunutze machen.

■ Voraussetzungen
- Musikalische oder künstlerische Vorbildung bzw. Erfahrung.
- Psychische Stabilität, Einfühlungsvermögen, Introspektionsfähigkeit.
- Großes Interesse an Kunst und Kultur.
- Die Zulassung zu der Weiterbildung wird meistens durch ein persönliches Gespräch entschieden.

■ Zahlen und Aussichten
- Die Hauptanwendungsbereiche sind Psychiatrie, Kinder- und Jugendpsychiatrie, Pädiatrie, Psychotherapie, Innere Medizin und Rehabilitationswesen.
- Kontakte siehe [Adr.].

G
4

Management-Fortbildungsseminar „Bereichsassistent Marketing"

Die Pharma Management Akademie (PMA[Adr.]) hat einen Lehrgang ins Leben gerufen, der Mediziner auf eine Tätigkeit in der Pharmaindustrie vorbereitet. Der 6monatige Lehrgang vermittelt Wissen, um in den Bereichen Marketing/Produkt-Management, klinische Forschung oder in medizinisch-wissenschaftlichen Abteilungen zu arbeiten. Ausbildungsbeginn ist jeweils im April und Oktober. Das Studium dauert 6 Monate und umfaßt 1 000 Unterrichtsstunden.

■ Voraussetzungen
- Abgeschlossenes Studium. Auswahlgespräch zur Motivationsprüfung mit positiver Bewertung.

■ Inhalte
- Betriebswirtschaftslehre, Volkswirtschaftslehre, elektronische Datenverarbeitung, Recht, klinische Forschung, Rechnungswesen, Arzneimittelmarketing.

■ Zahlen und Aussichten
- Bei Vorliegen der persönlichen Voraussetzungen kann man nach dem Arbeitsförderungsgesetz (AFG) für diese Ausbildung gefördert werden. Sonst belaufen sich die Kosten des Lehrgangs auf 9 000,- DM.
- Man ist anschließend qualifiziert für Tätigkeiten auf den Gebieten Marketing, Produkt-Management, Verkauf und klinische Forschung. Mögliche Aufgaben findet man in einer medizinisch-wissenschaftlichen Abteilung, bei der Arzneimittelüberwachung bei klinischen Prüfungen, oft ist der Besuch von Fachkongressen erforderlich.
- Die Anforderungen der Ausbildung sind hoch, anschließend hat man jedoch gute Chancen, eine Stelle in der Industrie zu finden.
- Es handelt sich nicht um eine Ausbildung zum Pharmareferenten, sondern um eine anerkannte Zusatzausbildung, die einen auf dem Sektor Pharmazeutische Industrie von zahlreichen anderen Bewerbern unterscheidet.
- Kontakt: GeSo Grone Bildungszentrum [Adr.].

G
5

Studiengang Humanitäre Hilfe

■ Voraussetzungen
- Der Studiengang richtet sich an Interessenten mit einem abgeschlossenen Hochschulstudium in Medizin, Psychologie, Geographie, Geschichte, Wirtschaftswissenschaften, Jura oder Kommunikationswissenschaften.
- Die Bewerbungsfrist endet jährlich zum 1.6.

■ Lehrbedingungen
- Bewerbungen gehen an das Institut für Friedenssicherungsrecht und Humanitäres Völkerrecht (IFHV) in Bochum oder an die Partneruniversitäten [Adr.].
- Angeboten wird das Studium an den Universitäten von Bilbao, Louvain (Belgien), Marseille und Oxford [Adr.].
- Die Studiendauer beträgt 1 Jahr, wobei das erste Semester an der Heimatuniversität und das zweite Semester im In- oder Ausland abgeleistet wird.

■ Inhalte
- Ziel ist die Befähigung, humanitäre Hilfsoperationen effektiv planen und durchführen zu können.
- Es wird im ersten Semester Basiswissen in den Bereichen Geographie/Geopolitik, Medizin/Epidemiologie, Wirtschaftswissenschaften/Management und Anthropologie/Ethnologie vermittelt. Im zweiten Semester können ein oder mehrere Fächer vertieft werden.
- Studienbestandteil ist ferner ein 2monatiges Praktikum bei einer nicht-regierungsamtlichen oder internationalen Organisation im In- oder Ausland.

■ Zahlen und Aussichten
- Bei einem Auslandsaufenthalt ist die Förderung durch das ERASMUS-Programm der Europäischen Union sichergestellt.
- Die etwa 5 000 weltweit operierenden humanitären Organisationen haben zum Teil einen wachsenden Bedarf an Akademikern mit einer breiten fachlichen Ausbildung. Der Studiengang Humanitäre Hilfe vermittelt genau die Inhalte, die von den Entscheidungsträgern als grundlegend für eine Einstellung angesehen werden.

G
6

Zusatzstudiengang Gesundheitswissenschaften (Public Health)

Der Zusatzstudiengang Public Health besteht seit 1989. Die Vorstellung bei seiner Einführung bestand darin, mehr über das Wesen und die Entwicklung des Gesundheitssystems zu erfahren, das sich in den letzten beiden Jahrzehnten in seiner Gesamtheit zu einem der größten Industrie- und Dienstleistungssektoren der Republik entwickelt hat. Die Regierung erwartete eine größere Zahl von Gesundheitsexperten, die eine bessere Orientierung bei gesundheitspolitischen Entscheidungen gewährleisten sollten. Inhalte des Studiums sind die Vermittlung von Sozial- und Präventivmedizin, Epidemiologie, Biometrie und Datenverarbeitung, Gesundheitsökonomie, Rechtswissenschaft, Soziologie, Psychologie und Umweltmedizin. Durch multidisziplinäre Schulung wird man zu fachübergreifenden Entscheidungen und zur Organisation von Gesundheitswesen und öffentlichen Leistungen nach ökonomischen Gesichtspunkten befähigt (gesundheitlicher Umweltschutz, Umweltämter, Gesundheitsämter, gesundheitlicher Verbraucherschutz, Krankenhausgesellschaften, ärztliche Berufsverbände, Gesundheitspolitik).

■ Voraussetzungen
- Ein abgeschlossenes Medizin-Studium ist Voraussetzung. An manchen Ausbildungsstätten wird auch Berufserfahrung verlangt (z.B. Düsseldorf) und vereinzelt gibt es sogar Aufnahmeverfahren mit schriftlicher und mündlicher Prüfung (z.B. Hannover und München). Da nicht nur die Anforderungen und z.B. die Bewerbungsfristen, sondern auch die Ausbildungsschwerpunkte von Uni zu Uni variieren, sollten vor einer Bewerbung alle Universitäten kontaktiert und nach dem jeweiligen Schwerpunkt befragt werden.
- Die Mindeststudiendauer beträgt 2 Jahre mit 840 Unterrichtsstunden. Es besteht die Möglichkeit, das Studium neben einer Halbtagsbeschäftigung berufsbegleitend zu absolvieren. Es endet nach zwei bestandenen mündlichen Prüfungen mit einem Magister-Titel.
- Das Studium ist gebührenfrei, eine Bafög-Unterstützung ist grundsätzlich möglich.

■ Zahlen und Aussichten
- Dieser Studiengang qualifiziert zusätzlich für Stellen im öffentlichen Gesundheitswesen, bei Gebietskörperschaften, aber auch in der Privatwirtschaft. Die Tätigkeiten reichen von der Prävention im Gesundheitsamt über Managementaufgaben bei Krankenkassen oder Pharmaindustrie bis zu Tätigkeiten bei der WHO oder im Rahmen der

G
7

Entwicklungshilfe. Ein definiertes Aufgabengebiet gibt es nicht. Wo man arbeitet, hängt hauptsächlich von der eigenen Initiative ab.

- Die Berufschancen werden als recht gut eingestuft. Allerdings sollte man sich klarmachen, daß die Patientenversorgung mit diesem Zusatzstudium wahrscheinlich endgültig verlassen wird.

G
7

Adressen

Nationale Adressen

■ Allgemein

[B4] Deutsches Krebsforschungs-
zentrum (DKFZ)
Im Neuenheimer Feld 280
69120 Heidelberg
Tel 06221-420
Fax 06221-422995
http://www.dkfz-heidelberg.de

[B4] Max-Delbrück-Centrum für
Molekulare Medizin (MDC)
Robert-Rössle-Straße 10
13122 Berlin
Tel 030-9406-3896
Fax 030-9406-3833

[B4] Max-Planck-Gesellschaft
Hofgartenstraße 2
80539 München
Tel 089-21080
Fax 089-21081111
nachname@mpg-gv.mpg.de
http://www.MPG.de

[B4] Deutsche Forschungsgemein-
schaft
Kennedyallee 40
53175 Bonn
Tel 0228-8851
Fax 0228-8852770
http://www.dfg-bonn.de

[B4] Forschungszentrum Jülich
Wilhelm-Johnen-Straße
52428 Jülich
Tel 02461-610
Fax 02461-618100
fzj@juelich.de
http://www.kfa-juelich.de

[B4] Forschungszentrum Karlsruhe
Postfach 3640
76021 Karlsruhe
Tel 07247-820
Fax 07247-825070
http://www.fzk.de

[C1] Deutsche Gesellschaft für
Allgemeinmedizin
(und Hausärzteverband)
Theodor Heuss Ring 14
50668 Köln
Tel 0221-160670
Fax 0221-1606735
bdawirt@aol.com

[C1] Deutsche Gesellschaft für
Geriatrie
Am Falder 6
40589 Düsseldorf
Tel 0211-7560200
Fax 0211-7560209
geraitrie@geriatrie-netz.de
http://www.geriatrie-netz.de

[C2] Deutsche Gesellschaft für
Anästhesiologie und
Intensivmedizin
Roritzerstraße 27
90419 Nürnberg
Tel 0911-933780
Fax 0911-3938195
dgai@dgai-ev.de

[C2] Berufsverband Deutscher
Anästhesisten
Bachemerstraße 316
50935 Köln
Tel 0221-4004541

[C3] Anatomische Gesellschaft
Ratzeburger Allee 160
23538 Lübeck
Tel 0451-5004030
Fax 0451-5004034
kuehnel@anat.mu-luebeck.de

[C4] Deutsche Gesellschaft für
Arbeits- und Umweltmedizin
Adolph-Schönfeld-Straße 5
22083 Hamburg
Tel 040-291882790
Fax 040-291882782

H
1

[C4] Berufsverband deutscher
Arbeitsmediziner
Marie-Alexander-Straße 36
76136 Karlsruhe
Tel 0721-336600
Fax 0721-30245

[C4] Landesanstalt für Arbeitsschutz
NRW
Gurlittstraße 55
40223 Düsseldorf
Tel 0211-31030

[C4] Akademie für Arbeits- und
Umweltmedizin Berlin
Lorenzstraße 5
12099 Berlin
Tel 030-75509201

[C4] Bayerische Akademie für
Arbeits- und Sozialmedizin
Pfarrstraße 3
80538 München
Tel 089-20840

[C4] Hessisch-Thüringische Akademie
für Betriebs-, Arbeits- und Sozialmedizin Bad Nauheim/Jena
Karl-Oelemann-Weg 11
61231 Bad Nauheim
Tel 060-324250

[C4] Sozial- und arbeitsmedizinische
Akademie Baden-Württemberg
Rote Brühlstraße 131
70197 Stuttgart
Tel 0711-617011

[C4] Akademie der Ärztekammer
Nordrhein
Tersteegenstraße
40474 Düsseldorf
Tel 0211-4302306

[C4] Akademie der Ärztekammer
Westfalen
Kaiser-Wilhelm-Ring
48022 Münster
Tel 0251-3750330

[C4] Berufsgenossenschaftliche
Akademie für Arbeitssicherheit
und Verwaltung
Zum Steimelsberg 7
53773 Hennef
Tel 02241-89444

[C4] Gewerbearzt
Bundesministerium für Arbeit und
Sozialordnung
Rochusstr. 1
53123 Bonn

[C5] Berufsverband der Augenärzte
Tersteegenstraße 12
40474 Düsseldorf
Tel 0211-4303700
Fax 0211-4303720
bva@augeninfo.de
http://www.augeninfo.de

[C6] Gesellschaft für Biochemie
und Molekularbiologie
Kennedyallee 70
60596 Frankfurt
Tel 069-6303395
Fax 069-6303397
rose@gbm.uni-frankfurt.de
http://www.gbm.uni-frankfurt.de

[C7] Berufsverband der deutschen
Chirurgen
Wendemuthstraße 5
22041 Hamburg
Tel 040-682059
Fax 040-684821

[C7] Deutsche chirurgische
Gesellschaft
Elektrastraße 5
81925 München
Tel 089-915205
Fax 089-015071
deutsche-ges.fuer-chirurgie@t-
online.de

H
1

[C7] Deutsche Gesellschaft für Unfallchirurgie
Alter Mühlhabinger Weg 3
82418 Murnau
Tel 08841-49888
Fax 08841-99414
http://www.dgu.uni-
regensburg.de/dgu

[C7] Deutsche Gesellschaft für
Thoraxchirurgie
Zum Heckeshorn 33
14109 Berlin
Tel 030-80022256
Fax 030-80022393

[C8] Berufsverband der deutschen
Radiologen und Nuklearmediziner
Gottfried-Keller-Straße 20
81245 München
Tel 089-89623610
Fax 089-89623612
BVDRN@t-online.de

[C9] Berufsverband der Frauenärzte
Pettenkoferstraße 35
80003 München
Tel 089-5328432
Fax 089-5389110
bvfev@t-online.de
http://www.bvf.de

[C9] Deutsche Gesellschaft für
Gynäkologie und Geburtshilfe
Frauenklinik St. Marien - Prof. Berg
Mariahilfbergweg 7
92224 Amberg
Tel 09621-38371
Fax 09621-38358
dggg.muenchen@t-online.de
http://www.uni-
duesseldorf.de/WWW/AWMF/fg/gyna
eadr.htm

[C10] Deutscher Berufsverband der
Hals-Nasen-Ohren-Ärzte
Haart 221
24539 Neumünster
Tel 04321-97250
Fax 04321- 972611
bv@hno-aerzte.de
http://www.hno-aerzte.de

[C10] Deutsche Gesellschaft für
Hals-Nasen-Ohren-Heilkunde
Hittorfstraße 7
53129 Bonn
Tel 0228-231770
Fax 0228-239385
e-mail DGHNOKHC@t-online.de
http://www.hno.org

[C11] Berufsverband der deutschen
Dermatologen
Hofstraße 5
97070 Würzburg
Tel 0931-3534733
Fax 0931-3534735

[C11] Deutsche dermatologische
Gesellschaft
Letzter Hafenpfad 61
60598 Frankfurt
Tel 069-60909531
Fax 069-60909540
cpm.sachs.ffm@t-online.de

[C12] Deutsche Gesellschaft für
Thorax-, Herz- und Gefäßchirurgie
Senator-Wesseling-Straße 1
28227 Bremen
Tel 0421-879355
Fax 0421-879673

[C12] Deutsche Gesellschaft für
Thoraxchirurgie
Zum Heckeshorn 33
14109 Berlin
Tel 030-80022256
Fax 030-80022393

[C13] Gesellschaft für Humangenetik - Prof. Schmidtke
Carl-Neuberg-Straße 1
30625 Hannover
Tel 0511-5326537
Fax 0511-5325865
schmidtke.joerg@mh-hannover.de

H
1

[C14] Gesellschaft für Hygiene und
Umweltmedizin
Uniklinik Düsseldorf - Institut für
Hygiene
Prof. Wilhelm
Postfach 101007
40001 Düsseldorf
Tel 0211-8112906
Fax 0211-8112619
http://www.imib.rwth-
aachen.de/HYGIENE/ghu/ghu.html

[C14] Deutsche Gesellschaft für
Hygiene und Mikrobiologie
Universität Jena - Institut für
Med. Mikrobiologie
Prof. Straube
Semmelweisstraße 4
07740 Jena
Tel 03641-933472
Fax 03641-933474
Straube@bach.med.uni-jena.de
http://www.hyg.uni-
heidelberg.de/dghm

[C15] Berufsverband deutscher
Internisten
Schöne Aussicht 5
65193 Wiesbaden
Tel 0611-181330
Fax 0611-1813350
info@bdi.de

[C15] Deutsche Gesellschaft für
Innere Medizin
Humboldtstraße 14
65189 Wiesbaden
Tel 0611-307946
Fax 0611-378260

[C15] Deutsche Gesellschaft für
Angiologie
Klinik Feldafing - Prof. Spengel
Dr.-Appelhans-Weg 6
82340 Feldafing
Tel 08157-28717
Fax 08157-28718
http://www.vascular.de

[C15] Deutsche Gesellschaft für
Endokrinologie
Kraepelinstraße 10
80804 München
Tel 089-30622270
Fax 089-30622605
http://sun1.rrzn.uni-
hannover.de/~ndxdendo/
DGE/Homepage

[C15] Deutsche Gesellschaft für
Hämatologie und Onkologie
Uni-Köln - Abtlg. Innere Medizin
Josef-Stelzmann-Straße 9
50924 Köln
Tel 0221-4784479
Fax 0221-4785455
dgho@uni-koeln.de
http://www.uni-koeln.de/
med-fak/im1/diehl.html

[C15] Deutsche Gesellschaft für
Kardiologie
Uni Düsseldorf - Institut für
experimentelle Chirurgie
Postfach 101007
40001 Düsseldorf
Tel 0211-8115255
Fax 0211-8113550
dgk@uni-duesseldorf.de
http://www.uni-
duesseldorf.de/WWW/DGK/
dgk.html

[C15] Gesellschaft für Nephrologie
Physiologisches Institut -
Prof. Lang
Gmelinstraße 5
72076 Tübingen
Tel 07071-2972194
Fax 07071-293073
florian.lang@uni-tuebingen.de

[C15] Deutsche Gesellschaft für
Pneumologie
Waldhof Elgershausen
35753 Greifenstein
Tel 06449-927261
Fax 06449-927399

H
1

[C15] Deutsche Gesellschaft für
Rheumatologie
Max-Grundig-Klinik - Prof. Lemmel
Schwarzwaldhochstraße 1
Tel 07226-54200
Fax 07226-54312
lemmel.dgrh@max-grundig-
klinik.bh.eunet.de

[C16] Deutsche Gesellschaft für
Kinderchirurgie
Langenbeckstraße 1
55101 Mainz
Tel 06131-172034
Fax 06131-176636

[C17] Berufsverband der Ärzte für
Kinderheilkunde und Jugendmedizin
Mielenforster Straße 2
51069 Köln
Tel 0221-6804064
Fax 0221-683204

[C17] Deutsche Gesellschaft für
Kinderheilkunde - Prof. Pelz
Rembrandtstraße 16/17
18055 Rostock
Tel 0381-4947000
Fax 0381-4947002

[C17] Deutsche Gesellschaft für
Kinderkardiologie
Albert-Schweitzer-Straße 33
48149 Münster
Tel 0251-8347751
Fax 0251-8347765

[C17] Gesellschaft für Neonatologie
Uni Magdeburg - Prof. Jorch
Wiener Straße
39112 Magdeburg
Tel 0391-671700
Fax 0391-6717002

[C18] Deutsche Gesellschaft für
Kinder- und Jugendpsychiatrie
Hans-Sachs-Straße 6
35039 Marburg
Tel 06421-286258
Fax 06421-289875
dgkjp@mailer.kjp.uni-marburg.de
http://www.kjp.uni-
marburg.de/kjp/dgkjp

[C19] Berufsverband der Ärzte für
Klinische Pharmakologie
Härtelstraße 16-18
04109 Leipzig
Tel 0341-9724651
Fax 0341-9724659

[C20] Deutsche Gesellschaft für
Klinische Chemie und Labora-
toriumsmedizin
Carl-Thiem-Klinikum
Institut für Klinische Chemie und
Laboratoriumsmedizin - Dr. Muche
Thiemstraße 111
03048 Cottbus
Tel 0355-462480
Fax 0355-462003
muche-dgkc-cottbus@t-online.de
http://www.dgkc.de

[C21] Deutsche Gesellschaft für
Hygiene und Mikrobiologie
Universität Jena - Institut für Med.
Mikrobiologie
Prof. Straube
Semmelweisstraße 4
07740 Jena
Tel 03641-933472
Fax 03641-933474
Straube@bach.med.uni-jena.de
http://www.hyg.uni-
heidelberg.de/dghm

[C22] Berufsverband der
deutschen Ärzte für Mund-,
Kiefer-, Gesichtschirurgie
Niederwall 5
33602 Bielefeld
Tel 0521-63073

[C22] Deutsche Gesellschaft für
Mund-, Kiefer- und
Gesichtschirurgie
Universitätsklinikum Essen -
Prof. Mohr
Hufelandstraße 55
45122 Essen
Tel 0201-7232487
Fax 0201-7235937
http://www.dgmkg.uni-rostock.de

H
1

[C22] Bundesverband der deutschen
Zahnärzte
Universitätsstraße 73
50931 Köln
Tel 0221-40010
Fax 0221-404035
http://www.kzbv.de

[C23] Berufsverband deutscher
Nervenärzte
Hammer Landstraße 1a
41460 Neuss
Tel 02131-2209920
Fax 02131-2209922
http://www.bvnnp.org

[C24] Deutsche Gesellschaft für
Neurochirurgie
Stenglinstraße 2
86156 Augsburg
Tel 0821-4002251

[C25] Deutsche Gesellschaft für
Neurologie
Allgemeines Krankenhaus St. Georg -
Abteilung für Neurologie
Lohmühlenstr. 5
20099 Hamburg
Tel 040-28902267
Fax 040-28904185
e-mail pevog@t-online.de
http://www.dgn.org

[C26] Deutsche Gesellschaft für
Neuropathologie und Neuroanatomie
Prof. Göbel
Langenbeckstr. 1
55131 Mainz
Tel 06131-177308
Fax 06131-176606
hgoebel@goofy.zdv.uni-mainz.de
http://www.med-rz.uni-sb.de/
med_fak/neuropatho/dgnn.html

[C27] Berufsverband der deutschen
Radiologen und Nuklearmediziner
Gottfried-Keller-Straße 20
81245 München
Tel 089-89623610
Fax 089-89623612
BVDRN@t-online.de

[C28] Bundesverband der Ärzte
des öffentlichen Gesundheits-
dienstes
Am Irrgarten 7
21073 Hamburg
Tel 040-771702300
Fax 040-771702674

[C28] Bundesministerium für
Gesundheit
Am Probsthof 78a
53121 Bonn
Tel 0228-9410
Fax 0228-4900
http://www.bmgesundheit.de

[C28] Bundeszentrale für
gesundheitliche Aufklärung
Ostmerheimerstraße 220
51109 Köln
Tel 0221-89920
Fax 0221-8992300
order@bzga.de
http://www.bzga.de

[C28] Bundesversicherungsanstalt
für Angestellte (BfA)
Ruhrstr. 2
10709 Berlin
Tel 030-865-1
Fax 030-865

[C28] Zentrale der LVAs
Verband Deutscher Renten-
versicherungsträger
Eysseeneckstraße 55
60322 Frankfurt
Tel 069-15220
Fax 069-1522320

[C28] Bundesinstitut für
Infektionskrankheiten und
nicht übertragbare Krankheiten -
Robert Koch Institut
Nordufer 20
13353 Berlin
Tel 030-45474
Fax 030-45472328
presse@rki.de
http://www.rki.de

H
1

[C28] Bundesinstitut für gesundheitlichen Verbraucherschutz und Veterinärmedizin
Thielallee 88-92
14195 Berlin
Tel 030-84120, Fax 030-84124741
http://www.bgvv.de

[C28] Bundesinstitut für Arzneimittel und Medizinprodukte
Seestraße 10-11
13353 Berlin
Tel 030-454830
Fax 030-45483207

[C28] Paul-Ehrlich-Institut (Bundesamt für Sera und Impfstoffe)
Paul-Ehrlich-Straße 51-59
63225 Langen
Tel 06103-770
Fax 06103-771234
http://www.pei.de

[C28] Deutsches Institut für medizinische Dokumentation und Information (DIMDI)
Weißhausstraße 27
50939 Köln
Tel 0221-47241
Fax 0221-411429
helpdesk@dimdi.de
http://www.dimdi.de

[C29] Berufsverband der Ärzte für Orthopädie
Am Lindenbaum 6-8
60433 Frankfurt am Main
Tel 069-520095
Fax 069-532083
bvoffm@aol.com
http://www.dimos.de/orthonet

[C29] Deutsche Gesellschaft für Orthopädie und Traumatologie
Hufelandstraße 55
45147 Essen
Tel 0201-79913181

[C29] Deutsche Gesellschaft für Rheumatologie
Max-Grundig-Klinik -
Prof. Lemmel
Schwarzwaldhochstraße 1
Tel 07226-54200
Fax 07226-54312
lemmel.dgrh@max-grundig-klinik.bh.eunet.de

[C30] Berufsverband deutscher Pathologen
Limitenstraße 90
41236 Mönchengladbach
Tel 02166-46091
Fax 02166-611647

[C30] Deutsche Gesellschaft für Pathologie
Universität Kiel - Institut für Pathologie
Prof. Klöppel
Michaelisstraße 11
24105 Kiel
Tel 0431-5973400
Fax 0431-5973462
gkloeppel@path.uni-kiel.de

[C31] Deutsche Gesellschaft für experimentelle und klinische Pharmakologie und Toxikologie
Postfach 200
55216 Ingelheim
Tel 06132-772973
Fax 06132-773016

[C32] Deutsche Gesellschaft für Phoniatrie und Pädaudiologie
Prof. Kruse
Robert-Koch-Str. 40
37075 Göttingen
Tel 0551-392811
Fax 0551-392812
ekruse@med.uni-goettingen.de
http://www.medizin.fu-berlin.de/audio/DGPP.html

[C33] Deutsche Gesellschaft für Physikalische Medizin und Rehabilitation
Klinik für Physikalische Medizin - Dr. Werner
Englschalkinger Str. 77
81925 München
Tel 089-92702401
Fax 089-92702115

[C34] Deutsche Physiologische Gesellschaft
Olshausenstr. 40
24098 Kiel
Tel 0431-8802032
Fax 0431-8804580
dpg@physiologie.uni-kiel.de
http://www.physiologie.uni-kiel.de/dpg

[C35] Deutsche Gesellschaft für Plastische und Wiederherstellungschirurgie
Diakonie-Krankenhaus Rotenburg - Dr. Rudolf
Elise-Averdieck-Str. 17
27342 Rotenburg
Tel 04261-772126

[C36] Deutsche Gesellschaft für Psychiatrie, Psychotherapie und Nervenheilkunde (DGPPN)
Rheinische Kliniken Essen
Virchow-Str. 174
45147 Essen
Tel 0201-7227253
Fax 0201-7227303

[C36] Deutsche Gesellschaft für Biologische Psychiatrie
Prof. Riederer
Füchslein-Str. 15
97080 Würzburg
Tel 0931-203318
Fax 0931-203358
PeterRiederer@mail.uni-wuerzburg.de

[C36] Deutsche Gesellschaft für Soziale Psychiatrie
Stuppstr. 14
50823 Köln
Tel 0221-511002
Fax 0221-529903
nc-dgsp@netcologne.de
http://www.psychiatrie.de/verband/dgsp/dgsp.htm

[C37] Verhaltenstherapie
Deutsche Gesellschaft für Verhaltenstherapie e.V.
Belthlestraße 15
72070 Tübingen
Tel 07071-943411

[C37] Deutsche Gesellschaft für Psychotherapeutische Medizin (DGPM)
Marsbruchstr. 179
44287 Dortmund
Tel 0231-4503226
Fax 0231-4503667

[C37] Deutsche Gesellschaft für Psychoanalyse, Psychotherapie, Psychosomatik und Tiefenpsychologie (DGPT)
Johannisbollwerk 20 III
20459 Hamburg
Tel 040-3192619
Fax 040-3194300

[C37] Allgemeine Ärztliche Gesellschaft für Psychotherapie (AÄGP)
Friedrich-Lau-Str. 7
40474 Düsseldorf
Tel 0211-450741
Fax 0211-450741
rp13522@online-club.de

[C38] Deutsche Gesellschaft für Rechtsmedizin
Universität Münster
Institut für Rechtsmedizin
Prof. Brinkmann
Von-Esmarch-Str. 62
48149 Münster
Tel 0251-8355160
Fax 0251-83555158
brinkma@uni-muenster.de

[C40] Deutsche Gesellschaft für
Transfusions- und Immunhämatologie (DGTI)
Conradistraße
35033 Marburg
Tel 06421-286282
Fax 06421-285655
kretschv@mailer.uni-marburg.de
http://www.dgti.de/home.htm

[C41] Berufsverband der deutschen
Urologen
Erdingerstraße 19
84405 Dorfen
Tel 08081-41313
Fax 08081-4468

[C41] Deutsche Gesellschaft für
Urologie
Hombergerstraße 5
40474 Düsseldorf
Tel 0211-494167
Fax 0211-494498
pr@dgu.de
http://www.uni-
duesseldorf.de/WWW/AWMF/
fg/dgurolo/dgurleit.htm

[C42] Ärzteverband Deutscher
Allergologen
Blumenstr. 14
63303 Dreieich
Tel 06103-6227
Fax 06103-67674

[C42] Verband deutscher Badeärzte
Elisabethstraße 7
32545 Bad Oeynhausen
Tel 05731-21203
Fax 05731-260880

[C42] Verband Deutscher Betriebs-
und Werksärzte
Friedrich-Eberle-Str. 4
76227 Karlsruhe
Tel 0721-33660
Fax 0721-30245

[C42] Chirotherapie/Manuelle
Medizin
Deutsche Gesellschaft für
Manuelle Medizin
88316 Isny-Neutrauchburg
Tel 07562-9718-0
Fax 07562-971822
http://www.rz.uni-
duesseldorf.de/WWW/AWMF/
fg/dgmm/medstart1.htm

[C42] Deutsche Gesellschaft für
Luft- und Raumfahrtmedizin
Lützowstraße 10
82256 Fürstenfeldbrück
Tel 08141-512220

[C42] Deutsche Gesellschaft für
Handchirurgie
Abteilung für Unfall- und
Handchirurgie - Dr. Pollak
Görlitzer Str. 10
02763 Zittau
Tel 03583-88192
Fax 03583-88193

[C42] Deutscher Zentralverein
homöopathischer Ärzte
Breitestraße 15
53111 Bonn
Tel 0228-639230
Fax 0228-639270
dzvhaepr@aol.com

[C42] August-Weihe-Institut für
Homöopathische Medizin
Benekenstraße 11
32756 Detmold
Tel 05231-34151

[C42] Niedersächsische Akademie
für Homöopathie und Naturheilverfahren
Blumläger Kirchweg 1
29221 Celle
Tel 05141-71312

H
1

[C42] Arbeitskreis Homöopathie im
Zentralverband der Ärzte für Natur-
heilverfahren
Alfredstraße 21
72250 Freudenstadt
Tel 07441-2151

[C42] Eine Liste aller universitären
Einrichtungen der medizinischen
Informatik (weltweit)
http://www.imbi.uni-
freiburg.de/medinf/mi_list.htm

[C42] Deutsche Gesellschaft für
Medizinische Informatik (GMDS)
Herbert-Lewin-Str. 1
50931 Köln
Tel 0221-4004-233
Fax 0221-4004-388
thomas.banasiewicz@dgn.de

[C42] Computer-Bildungs-Institut
(CBI)
Bahnstraße 8
65205 Wiesbaden
Tel 0611-700848

[C42] Ihler Data Bildungszentrum
(IDB)
Lister Meile 27
30161 Hannover
Tel 0511-343838

[C42] ISP Data
Gesellschaft für Informationsverar-
beitung
Tal 60
80331 München
Tel 089-293361

[C42] mibeg-Institut für berufliche
Weiterbildung
Peter Hagemann GmbH
Kaiser-Wilhelm-Ring 40
50672 Köln
Tel 0221-912662 17/18
Fax 0221-912662 62
http//www.mibeg.de

[C42] Zentralverband der Ärzte
für Naturheilverfahren e.V.
Bismarckstraße 3
72250 Freudenstadt
Tel 07441-2121
Fax 07441-87830
http://www.zaen.de

[C42] Ärztegesellschaft für
Erfahrungsheilkunde
Bergheimerstraße 76
69115 Heidelberg
Tel 06221-911919

[C42] Gesellschaft zur Fort-
und Weiterbildung in Naturheilverfahren
Keplerstraße 13
93047 Regensburg
Tel 0941-54838

[C42] Deutsche Ärztegesellschaft
für Akupunktur (DÄgfA)
Würmtalstraße 54
81375 München
Tel 089-7100511
Fax 089-7100525
DAEGFA@t-online.de
http://www.daegfa.de

[C42] Arbeitsgemeinschaft für
klassische Akupunktur und traditionelle chinesische Medizin
Karl-Theodor-Straße 64
80803 München
Tel 089-3071281
Fax 089-3071021
karin.wantura@cocs.de

[C42] Deutsche Akademie für
Akupunktur und Aurikulomedizin
Feinhalsstraße 8
81247 München
Tel 089-8915310
Fax 089-8915311
akademie@akupunktur-arzt.de
http://www.akupunktur-arzt.de

H
1

[C42] Deutsche Gesellschaft für
Phlebologie
Steigerwaldklinik Burgebrach -
Dr. Schimmelpfennig
Am Eichelberg 1
96138 Burgebrach
Tel 09546-88210
Fax 09546-88201
phlebo@mailer.med.uni-bonn.de
hhttp://www.vascular.de

[C42] Psychoanalytische Ausbil-
dungsinstitute
Deutsche Akademie für Psychoana-
lyse (DAP) e.V.
Goethestraße 54
80336 München
Tel 089-644015
Fax 089-5328837

[C42] Deutsche Gesellschaft für
Psychoanalyse, Psychotherapie,
Psychosomatik und Tiefenpsycholo-
gie (DGPT)
Johannisbollwerk 20 III
20459 Hamburg
Tel 040-3192619
Fax 040-3194300

[C42] Deutsche Psychoanalytische
Gesellschaft (DPG)
Arnimallee 12
14195 Berlin
Tel 030-838 52 77
Fax 030-838 75 481
koerner@zedat.fu-berlin.de

[C42] Verhaltenstherapie
Deutsche Gesellschaft für Verhal-
tenstherapie e.V.
Belthlestraße 15
72070 Tübingen
Tel 07071-943411

[C42] Deutsche psychoanalytische
Vereinigung (DPV)
Großgörschenstraße 18
28211 Bremen
Tel 0421-233668
Fax 0421-231813

[C42] Deutsche Gesellschaft für
Sozialmedizin und Prävention
Uniklinik Magdeburg
Institut für Sozialmedizin
Leipziger Str. 44
39120 Magdeburg
Tel 0391-5328046
Fax 0391-5414258
bernd-peter.robra@medizin.uni-
magdeburg.de
hhttp://www.med.uni-magde-
burg.de/fme/institute/ism

[C42] Deutsche Gesellschaft für
Sportmedizin
Bergheimer Str. 118
69115 Heidelberg
Tel 06221-601880
Fax 06221-601881

[C42] Landesinstitut für Tropen-
medizin
Am Spandauer Damm 130,
Haus 10a
14050 Berlin
Tel 030-301166
Fax 030-30116888
bienzler@ukrv.de

[C42] Bernhard-Nocht-Institut für
Tropenmedizin
Bernhard-Nocht-Straße 74
20359 Hamburg
Tel 040-311820
Fax 040-3182400
bni@bni.uni-hamburg.de
http://www.bni.uni-
hamburg.de/BNI2/german

[C42] Institut für Tropenhygiene
der Universität Heidelberg
Im Neuenheimer Feld 324
69120 Heidelberg
Tel 06221-565344
Fax 06221-565948
http://www.hyg.uni-
heidelberg.de/ithoeg/index.htm

[C42] Deutsche tropenmedizini-
sche Gesellschaft
Postfach 400466
80704 München
http://www.tropmed.dtg.org

H
1

[C42] Gesellschaft für Hygiene und Umweltmedizin
Uniklinik Düsseldorf - Institut für Hygiene
Prof. Wilhelm
Postfach 101007
40001 Düsseldorf
Tel 0211-8112906
Fax 0211-8112619
http://www.imib.rwth-aachen.de/HYGIENE/ghu/ghu.html

[C42] Bundesarbeitsgemeinschaft der Notärzte Deutschlands
Uni Würzburg
Klinik für Anästhesiologie -
Prof. Sefrin
Josef-Schneider-Straße 2
97080 Würzburg
Tel 0931-2015124
Fax 0931-284746
sefrsekr@anaesthesie.uni-wuerzburg.de

[C42] Deutsche interdisziplinäre Vereinigung für Intensiv- und Notfallmedizin
Chirurgische Klinik
Marchionistraße 15
81377 München
Tel 089-70952790
Fax 089-70958893
http://www.uni-duesseldorf.de/WWW/AWMF/fg/divi-adr.htm

[D] Bundesversicherungsanstalt für Angestellte (BfA)
Ruhrstr. 2
10709 Berlin
Tel 030-865-1

[D] Bundesverwaltungsamt
Barbarastraße 1
50735 Köln
Tel 0221-77800

[D1-6] Zentralstelle für Arbeitsvermittlung (ZAV) - Auslandsabteilung
Feuerbachstraße 42-46
60325 Frankfurt
Postfach 17 05 45
60079 Frankfurt
Tel 069-7111491
Fax 069-7111-555

[D1-6] A.S.I. Consulting
Prothmannstraße 16
Münster
Tel 0251-2103207

[D1-6] MLP-Finanzdienstleistungen
Im Breitspiel 9
69126 Heidelberg
Tel 06211-3080

[D2-6] Vereinte Krankenversicherung AG
Ärzte- und Heilberufe-Kommunikation
Fritz-Schäffer-Straße 9
81737 München
Tel 089-6785-2225
Fax 089-6785-2220
Heiko.Laufenberg@vereinte.de

[D7] WHO
Personnel Officer (MPR)
Avenue Appia 20
1211 Genf 27
Schweiz
Tel 0041-227912111
Fax 0041-227910746
info@who.ch
http://www.who.ch

[D7] amnesty international
Arbeitskreis Medizin-Psychologie
53108 Bonn
Tel 0228-650981

[D7] Bischöfliches Hilfswerk
Misereor
Geschäftsstelle Aachen
Mozartstraße 9
52064 Aachen
Tel 0241-4420
Fax 0241-442188
postmaster@misereor.de
http://www.misereor.de

[D7] Gesellschaft für Internationale
Entwicklung
RWTH Aachen
Ahornstraße 55
52074 Aachen
Tel 0241-803633-35

[D7] Deutsche Ärztegemeinschaft für
medizinische Zusammenarbeit
Wilmersdorferstraße 94-95
10629 Berlin

[D7] Deutscher Entwicklungsdienst
Kladower Damm 299
14089 Berlin
Tel 030-368810
Fax 030-36881271
http//www.ded.de

[D7] Deutsches Institut für Entwick-
lungspolitik
Frauenhoferstraße 33-36
10587 Berlin
Tel 030-3418071

[D7] Arbeitsgemeinschaft privater
Entwicklungsdienst e.V.
Argelanderstraße 50
53115 Bonn
Tel 0228-215900

[D7] Arbeitskreis „Lernen und Helfen
in Übersee" e.V.
Thomas-Mann-Straße 52
53111 Bonn
Tel 0228-634424

[D7] Ärzte ohne Grenzen e.V.
(Médecins Sans Frontières)
Lievingsweg 102
52119 Bonn
Tel 0228-55 95 00
Fax 0228-55 95 011
office@bonn.msf.org
http//www.medi-
netz.com/msf/index.htm
http//www.msf.org/ (internationale
Seite)

[D7] Deutscher Freiwilligendienst
in Übersee (DFÜ)
Argelanderstraße 50
53115 Bonn
Tel 0228 - 215900

[D7] Deutscher Akademischer
Austauschdienst (DAAD)
Kennedyallee 50
53175 Bonn
Tel 0228-8820
Fax 0228-882444
postmaster@daad.de
http://www.daad.de

[D7] Deutsches Rotes Kreuz (DRK)
Friedrich-Ebert-Allee 71
53113 Bonn
Tel 02 28-5 41-0
Fax 02 28-5 41-2 90
drk@rotkreuz.de
http//www.rotkreuz.de

[D7] Deutsche Stiftung für internationale Entwicklung (DSE)
Hans-Böckler-Straße 5
53225 Bonn
Tel 0228-40010
Fax 0228-4001111
http://www.dse.de

[D7] Evangelische Zentralstelle für
Entwicklungshilfe e.V. (EZE)
Mittelstraße 37
53175 Bonn
Tel 0228-81010
Fax 0228-8101160
eze@geod.geonet.de

[D7] Deutsche Gesellschaft für
Technische Zusammenarbeit (GTZ)
Dag-Hammarskjöld-Weg 1-2
65760 Eschborn
Tel 06196 - 790
Fax 06196 - 791115
postmaster@gtz.de
http://www.gtz.de

H
1

[D7] Centrum für internationale Migration und Entwicklung (CIM)
Barckhausstraße 16
60325 Frankfurt
Tel 069-719021
Fax 069-719121-19
cim@gtz.de
http//www.cimffm.de/cim/

[D7] Komitee Ärzte für die Dritte Welt
Elsheimerstraße 9
60322 Frankfurt
Tel 069-71911456
Fax 069-71911450
Aerzte-3Welt@em.uni.frankfurt.de
http://www.rz.uni-frankfurt.de/Aerzte-3Welt

[D7] Arbeitsgemeinschaft für Entwicklungshilfe e.V.
Personaldienst der deutschen Katholiken für internationale Zusammenarbeit
Ripuarenstr.8
50679 Köln
Tel 0221-8896-0
Fax 0221-8896-100
AGEH-Contacts@GEOD.GeoNet.de
http//www.oneworldweb.de/ageh/welcome.htm

[D7] Arbeitsgemeinschaft Entwicklungsländer
Gustav-Heinemann-Ufer 84-88
50968 Köln
Tel 0221-370800

[D7] Deutsche Finanzierungsgesellschaft für Beteiligungen in Entwicklungsländern
Belvederestraße 40
50933 Köln
Tel 0221-49861

[D7] Dienste in Übersee
Nikolaus-Otto-Straße 13
70771 Leinfelden-Echterdingen
Tel 0711-7989-0
Fax 0711-7989-123
dienste@geod.geonet.de
http://www.ekd.de/agked/due.html

[D7] EIRENE, Internationaler Christlicher Friedensdienst e.V.
Engerserstraße 74b
56564 Neuwied
Tel 02631-22011

[D7] Medicus Mundi Deutschland
Krankenhaus St. Brigida
52152 Simmerath
Tel 02473-891

[D7] Brot für die Welt
Stafflenbergstraße 76
70184 Stuttgart
Tel 0711-21590
Fax 0711-2159288
http://www.diakonie.de

[D7] Christliche Fachkräfte International (CFI)
Wächterstraße 3
70182 Stuttgart
Tel 0711-210660
Fax 07112106633
cfi-stuttgart@t-online.de
http://www.partner.de/anamur/index.htm

[D7] Komitee Cap Anamur - Deutsche Not-Ärzte e.V.
Postfach 10 21 33
50461 Köln
Tel 0221-122166
Fax 0221-121668
anamur@partner.de
http//www.partner.de/anamur/index.htm
http//cap-anamur.org/

[D7] Deutsches Aussätzigenhilfswerk
Marianhillstraße 1c
97074 Würzburg
Tel 0931-79480
Fax 0931-7948160
dahwd@geod.geonet.de

[D7] Universität Bremen
ENRO-Fachbereich 8
Frau von Freihold
Postfach 330440
28334 Bremen
Tel 0421-2182781
Fax 0421-2182625

H
1

[D7] Cusanus-Werk
Baumschulallee 5
53115 Bonn
Tel 0228-631647
Fax 0228-651912
cusanuswerk@t-online.de
http://www.t-online.de/home/
cusanuswerk/cusanus1.htm

[D7] Förderungswerk für rückkeh-
rende Fachkräfte der Entwicklungs-
dienste (Carl Duisberg)
Hansaring 49-51
50670 Köln

[D7] Friedrich-Ebert-Stiftung
Godesberger Allee 149
53175 Bonn

[D7] Friedrich-Naumann-Stiftung
Königswinterer Straße 409
53637 Königswinter
Tel 02223-701192
Fax 02223-701188
schimainski@fnsd.mhs.
compuserve.com

[D7] Hans-Böckler-Stiftung
Bertha-von-Suttner-Platz 1
40227 Düsseldorf
Tel 0211-77780
Fax 0211-7778120
http://www.boeckler.de

[D7] Katholischer Akademischer
Ausländer Dienst
Hausdorffstraße 151
53129 Bonn
Tel 0228-917580
Fax 0228-9175858

[D7] Deutsche Stiftung für internationale Entwicklung (DSE)
Hans-Böckler-Straße 5
53225 Bonn
Tel 0228-40010
Fax 0228-4001111
http://www.dsd.de

[E3] Personalstammamt der
Bundeswehr- Mudra-Kaserne
Kölnerstraße 262
51140 Köln
Tel 02203-1050

[E4] Bundesamt für Zivildienst
Sibille-Hartmann-Straße 2-8
50964 Köln
Tel 0221-3673-0
Fax 0221-3673-661 (-662)
http://www.bmfsfj.de/
Zivildienst/bfdz.htm

[E4] Zentralstelle für Recht und
Schutz der Kriegsdienstverweige-
rer aus Gewissensgründen e.V.
Dammweg 20
28211 Bremen
Tel 0421/340025
Fax 0421/3479630
Zentralstelle.KDV@t-online.de
http://www.dfg-vk.de/zentral-
stelle-kdv

[E6] Bundesversicherungsanstalt
für Angestellte (BfA)
Ruhrstr. 2
10709 Berlin
Tel 030-865-1

[E6] Ministerium des Inneren
Graurheindorferstraße
53111 Bonn

[E7] Präsident des Justizvollzugs-
amts Rheinland
Postfach
50459 Köln
Tel 0221-207910

[E7] Bundesjustizministerium
53170 Bonn

[E8] Stellenvermittlungs- und
Unternehmensberatungsbüro
Metro
Postfach 626
8039 Zürich (CH)
Tel 0041-01-2014110

H
1

[E8] Reederei
Hapag Lloyd
Gustav Deetjen-Allee 2-6
28215 Bremen
Postfach 107947
28079 Bremen
Tel 0421-3500-0
Fax 0421-3500-515 o. -522 o. -593

[E9] Gesellschaft für Tauch- und
Überdruckmedizin
Dunantring 58
65936 Frankfurt
Tel 069-342498
Fax 069-34828569

[E9] Institut für Bildung und Beruf
Dr. Matthias Klug
Flußstr. 9
90491 Nürnberg
Tel 0911-5970 20
Fax 0911-5970 67

[E9] Centrum für Reisemedizin
Oberratherstraße 10
40472 Düsseldorf
Tel 0211-904290 Fax 0211-9042999

[E9] ClubMed
Königsallee 98a
40215 Düsseldorf
Tel 0211-38050

[F2] Friedrich-Deich-Stiftung
Postfach 164460
45224 Essen
Tel 0201-8401163
Fax 0201-8401301

[F2] Arbeitskreis Medizinpublizisten
c/o Wissenschaftszentrum
Ahrstraße 45
53175 Bonn
Tel 0228-302210

[F2] Wissenschafts-Pressekonferenz
(WPK)
Ahrstr. 45
53175 Bonn
Tel 0228-302215 Fax 0228-371370

[F2] Ruhr-Universität Bochum -
Medizinische Fakultät
Medizinpublizistik und -kommu-
nikation
Prof. Dr. Fischer
Universitätsstraße 150
44780 Bochum
Tel 0234-7002742

[F2] Deutsche Assoziation für
Medizin- und Gesundheitskom-
munikation (DAMUG)
c/o Gesellschaft der Freunde der
Ruhr-Universität Bochum e.V.
Postfach 102148
44721 Bochum
Universitätsstr. 150
44780 Bochum
Tel 0234-7002742

[F2] Vereinigung der deutschen
medizinischen Fach- und Standes-
presse
c/o Gerd G. Fischer
Löffelstraße 1
70597 Stuttgart
Tel 0711-761454
Fax 0711-766992

[F2] Kollegium der Medizinjournalisten
c/o Dieter Pohl
Neusser Weg 61
40474 Düsseldorf
Tel 021-4370017

[F2] Kollegium der Medizinjournalisten
c/o Maria E. Lange-Ernst
Fürstenackerstraße 20
81477 München
Tel 089-7809090
Fax 089-7809050

[F2] Ärzte-Zeitung
Postfach 10 10 47
D-63264 Dreieich
Tel 06102-506-0
Fax 06102 -58870,
58740 (Redaktion)
06102-506123 (Verlag)
http://www.aerztezeitung.de

[F2] Medical Tribune
medtrib@medtrib.com
http://www.medtrib.com

[F2] Urban & Fischer
Postfach 20 19 30
80019 München
Tel 089-5383-0
Tel 089-5383-221
info@urban.de
http://www.urbanfischer.de

[F2] Springer-Verlag
Tiergartenstr. 17
69121 Heidelberg
Tel 06221- 487-0
service@springer.de
http://www.springer.de/index-
de.html

[F2] Georg Thieme Verlag
Rüdigerstraße 14
D-70469 Stuttgart
Tel 0711/ 8931- 0
Tel 0711/ 8931- 324
leser.service@thieme.de
http://www.thieme.de/

[F2] Hippokrates Verlag
Steiermärker Straße 3-5
70469 Stuttgart
Tel 0711-89310
Fax 0711-8931706
http://www.hippokrates-net.de

[F2] Schattauer Verlag
Lenzhalde 3
70192 Stuttgart
Tel 0711-229870
info@Schattauer.de
http://www.schattauer.de/

[F2] Klett WBS
Jürgen Fürst
Hasenbergstr. 31/1
70178 Stuttgart
Tel 0711-666 23 15
Fax 0711-666 23 23

[F2] Europäische Union der Gesell-
schaften der Wissenschafts-Jour-
nalisten
c/o Tages-Anzeiger
Dr. Rosemarie Waldner
Werdstr. 21
8021 Zürich
Schweiz
Tel 0041-13222778
Fax 0041-12484471

[F2] Technisch-Literarische Gesell-
schaft e.V.
Journalistenvereinigung für tech-
nisch-wissenschaftliche Publizistik
Nonnendammallee 101
13623 Berlin
Tel 030-3862 4001
Fax 030-3862 6600

[F2] Institut für Publizistik- und
Kommunikationswissenschaft
Zusatzstudiengang Wissenschafts-
journalismus
Malteserstr. 74-100
12249 Berlin
Tel 030-77 92300
Fax 030-77 62149

[F2] mibeg-Institut für berufliche
Weiterbildung
Peter Hagemann GmbH
Kaiser-Wilhelm-Ring 40
50672 Köln
Tel 0221-912662 17/18
Fax 0221-912662 62
http//www.mibeg.de

[F4] Beispiele für Ausbildungs-
bibliotheken
Universitätsbibliothek Stuttgart
Postfach 104941
70043 Stuttgart

[F4] Universitätsbibliothek
Freiburg
Postfach 1629
79016 Freiburg

H
1

[F4] Universitätsbibliothek Heidelberg
Postfach 105749
69047 Heidelberg

[F6] Fachgesellschaft der Ärzte in der Pharmazeutischen Industrie (FÄPI)
Gneisenaustraße 23
30175 Hannover
Tel 0511-857-2731
Fax 0511-819138
thomas.wagner@solvay.com

[F6] Bundesinstitut für Arzneimittel und Medizinprodukte
Seestraße 10-11
13353 Berlin
Tel 030-45020
Fax 030-45021207

[F6] Infobroschüre „Arzt in der pharmazeutischen Industrie"
Medizinisch-Pharmazeutische Studiengesellschaft e.V.
Postfach 2401
53154 Bonn
Tel 0228-819990

[F6] Bundesverband der pharmazeutischen Industrie e.V. (BPI)
Karlstraße 21
60329 Frankfurt
Tel 069-25 56-0
Fax 069-237813

[F7] Zentrum für Krankenhausmanagement
Wermelingstraße 9
48147 Münster
Tel 0251-92796-0
Fax 0251-9279618

[F7] Krankenhausmanagement GSG Consulting GmbH
E.-Weber-Straße 165
44651 Herne
Tel 02325-370730

[F7] mibeg-Institut für berufliche Weiterbildung
Peter Hagemann GmbH
Kaiser-Wilhelm-Ring 40
50672 Köln
Tel 0221-912662 17/18
Fax 0221-912662 62
http//www.mibeg.de

[F7] Deutsches Krankenhausmanagement
Am Bonneshof 6
40474 Düsseldorf
Tel 0211-454880
Fax 0211-4548850

[F7] For-med
Sterntalerring 58
95447 Bayreuth
Tel 0921-552878

[F7] Management-Bildungs-Akademie (MBA)
Rudolf-Petershagen-Allee 38
17489 Greifswald
Tel 03834-5931

[F7] Erasmus Student Network Utrecht
Kruisstraat 201, room 2.04
3581 GK Utrecht
Tel 0031-30-533828
Fax 0031-30-358775
esn@pobox.ruu.nl
http://www.ruu.nl/~esn

[G1] Rheinisch-Westfälische Technische Hochschule Aachen
Fakultät für Wirtschaftswissenschaften
Karmannstraße 17-19
52064 Aachen
Tel 0241-806211

[G1] Technische Universität Braunschweig
Abteilung Betriebswissenschaftslehre - Fachbereich 9
Wendenring 1
38114 Braunschweig
Tel 0531-391-2840·

H
1

[G1] Fakultät für Wirtschaftswissen-
schaften
Technische Universität Chemnitz-
Zwickau
Reichenhainer Straße 39
09107 Chemnitz
Tel 0371-531 4207

[G2] Ausbildungsprogramm „Euro-
pean Master in Clinical Research"
Prof. Dr. R. Greger
Dekan der Medizinischen Fakultät
Freiburg
Hermann-Herder-Straße 7
79104 Freiburg

[G2] Prof. Dr. H. Just
Prorektor für das Klinikum
Hugstetter Straße 55
79104 Freiburg

[G3] Seminarzentrum Göttingen
Maschmühlenweg 2
37073 Göttingen
Tel 0551-498000
Fax 0551-4980020
info@szg.de
http//www.szg.de

[G4] Universität/Gesamthochschule
Siegen
Postfach
57068 Siegen
Tel 0271-7403212
Fax 0271-7402310

[G4] Deutsche Gesellschaft für künstlerische Therapieformen und Therapie mit kreativen Medien
Kühlwetterstraße 49
40239 Düsseldorf
Tel 0211-632624
Fax 0211-614851

[G4] Institut für Musiktherapie
Harvestehuder Weg 10-12
20148 Hamburg
Tel 040-44195554
Fax 040-44195666

[G4] Kölner Schule für Kunst-
therapie
Plankgasse 42
50668 Köln
Tel 0221-131108
Fax 0221-137619

[G5] GeSo Grone-Bildungszentrum
für Gesundheits- und Sozialberufe
GmbH
Überseering 5-7
22297 Hamburg
Tel 040-639053-0
Fax 040-63905319

[G5] Fortbildung „Bereichsassi-
stent Marketing"
Pharma Management Akademie
(PMA)
Ansprechpartner: Dr. Peter
Thomasch
Tel 040-6390530
Überseering 5-7
22297 Hamburg

[G6] Institut für Friedenssiche-
rungsrecht und Humanitäres
Völkerrecht
Ruhr-Universität Bochum
Universitätsstraße 150
44780 Bochum
Tel 0234-7007366
Fax 0234-7094208

[G6] Belgien:
Centre for Research on the Epide-
miology of Disasters
Université Catholique de Louvain
Prof.Dr. Debarati Guha-Sapir
Clos Chapelle-aux-Champs 30
1200 Bruxelles

[G6] Frankreich:
Centre d'études et de recherches
internationales et cmmunautaires
Prof. Jacques Bourrinet
Pavillon de Lanfant 346
Route des Alpes
13100 Aix en Provence

H
1

[G6] Großbritannien:
Refugee Studies Programme
Dr. Barbara Harrel-Bond
University of Oxford
International Development Centre
Queen Elisabeth House
Oxford OX1 3LA

[G6] Spanien:
Universidad de Deusto
Dr. Julia Gonzales
ERASMUS Cordinator
Apartado 1
48408 Bilbao

[G7] TU Berlin
Geschäftsstelle Public Health, HAS 6
Hardenbergerstraße 10
10623 Berlin
Tel 030-314-23744
http//www.tu-berlin.de/bzph/
studgang.htm

[G7] Universität Bielefeld
Fakultät für Gesundheitswissenschaften
Postfach 10 01 31
33501 Bielefeld
Tel 0521-1064255

[G7] Med. Akademie Dresden
Institut und Poliklinik für Arbeitsmedizin
Fetscherstraße 74
01307 Dresden
Tel 0351-4584454
http//www.tu-dresden.de/vd34/
aufbau.htm#Gesund

[G7] Heinrich-Heine Universität
Düsseldorf
Institut für med. Soziologie
Postfach 10 10 07
40001 Düsseldorf
Tel 0211-81-14730
Fax 0211-81-12390
http//www.uni-
duesseldorf.de/HHU/Fak/NewMed/
?Fil=0-zusatzstudiengang

[G7] Med. Hochschule Hannover
Abteilung Epidemiologie und
Sozialmedizin, OE 5410
Postfach
30623 Hannover
Tel 0511-532-4199
http//www.epi.mh-
hannover.de/studiengang.html

[G7] Institut für medizinische
Informationsverarbeitung der
Ludwig-Maximilians-Universität
München
Marchioninistraße 15
81377 München
Tel 089-7095-4492
http//www.uni-
muenchen.de/mfv/studiengang/stu
dienfuehrer.html
http//www.uni-
muenchen.de/ibe/phstud/phad/ph
ad.html

[G7] Universität Heidelberg
Aufbaustudiengang Community
Health and Health Management in
Developing Countries
Tel 06221-564905
http//www.hyg.uni-
heidelberg.de/ithoeg/teaching/intr
o.htm

[G7] Universität Ulm
Aufbaustudiengang Gesundheitswissenschaften
Tel 0731-5022053
http//www.uni-
ulm.de/public_health/fak/gesund.h
tml

[G7] Postgraduierten-Ausbildungs-
programme am Potsdam Institute
of Pharmacoepidemiology and
Technology Assessment, Association for Pharmacoepidemiology
(AphE) e.V.
Otto-Erich-Straße 7
14482 Potsdam
Tel0331-748 1998
Fax 0331-715 126
106700.3205@compuserve.com

H
1

■ Landesbehörden für AiP-Berufserlaubnis und Approbation

Baden-Württemberg:
Regierungspräsidium Stuttgart
Ruppmannstraße 21
70565 Stuttgart
Tel 0711-704-0

Bayern:
Uni Erlangen:
Regierung von Mittelfranken
Promenadenstraße 27
91522 Ansbach
Tel 0981- 53-0

Uni München:
Regierung von Oberbayern
Maximilianstraße 39
80538 München
Tel 089-2176-0

Uni Würzburg:
Regierung von Unterfranken
Peterplatz 19
97070 Würzburg
Tel 0931-3801

Beantragung der Approbation:
Bayerisches Staatsministerium für
Arbeit und Sozialordnung, Familie,
Frauen und Gesundheit, Abt. VII B
80792 München
Tel 089-126101

Berlin:
Senator für Gesundheit und Soziales
Geschäftszeichen II B
Märkisches Ufer 34
10179 Berlin
Tel 030-2122-0

Brandenburg:
Ministerium für Arbeit, Soziales,
Gesundheit und Frauen
Heinrich-Mann-Allee 103
14473 Potsdam
Tel 0331-866-0

Hamburg:
Landesprüfungsamt für Medizin
und Pharmazie
Winterhuderweg 29
22085 Hamburg
Tel 040-291881

Hessen:
Uni Frankfurt, Gießen:
Landesprüfungsamt für Heilberufe
Adickesallee 36
60322 Frankfurt am Main
Tel 069-1535-0

Mecklenburg-Vorpommern:
Ministerium für Arbeit, Gesund-
heit und Soziales, Referat IX
Werderstraße 124
19055 Schwerin
Tel 0385-588-0

Niedersachsen:
Uni Göttingen, Hannover:
Niedersächsisches Landesprü-
fungsamt für Studierende der
Medizin, Pharmazie und Zahnme-
dizin
Deisterstraße 17a
30499 Hannover
Tel 0511-1671-0

Nordrhein-Westfalen:
Uni Aachen, Bonn, Köln:
Regierungspräsident Köln,
Dezernat 24
Zeughausstraße 2-8
50667 Köln
Tel 0221-147-0

Uni Düsseldorf, Essen:
Regierungspräsidium Düsseldorf,
Dezernat 24
Cecilienallee 2
40474 Düsseldorf
Tel 0211-475-0

H
1

Uni Münster:
Regierungspräsidium Münster,
Dezernat 24
Dornplatz 1
48143 Münster
Tel 0251-411-3149

Uni Bochum, Witten-Herdecke:
Regierungspräsidium Arnsberg,
Dezernat 24
Seibertstraße 1
59821 Arnsberg
Tel 02931-822158

Rheinland-Pfalz:
Landesamt für Jugend und Soziales
Rheinallee 97-101
55118 Mainz
Tel 06131-967-0

Saarland:
Ministerium für Arbeit, Sozialord-
nung und Gesundheitswesen
Franz-Josef-Röderstraße 21
66119 Saarbrücken
Tel 0681-5010-0

Sachsen:
Ministerium für Soziales, Gesundheit
und Familie, Referat 52
Albertstraße 10
01097 Dresden
Tel 0351-564-0

Sachsen-Anhalt:
Landesamt für Versorgung und Sozia-
les, Dezernat 34
Neustädter Passage 9
06122 Halle
Tel 0345-625239

Schleswig-Holstein:
Ministerium für Soziales, Gesundheit
und Energie
Brunswiker Straße 16-22
24105 Kiel
Tel 0431-5965041

Thüringen:
Thüringer Landesverwaltungsamt
Carl-August-Allee 2
99423 Weimar
Tel 03643-585

■ Landesärztekammern und ärztliche Versorgungswerke

Arbeitsgemeinschaft der Ärztekammern:
Bundesärztekammer
Herbert-Lewin-Straße 1
50931 Köln
Tel 0221-4004-0
Fax 0221-4004-388
101501.2724@compuserve.com
http://www.bundesaerzte-
kammer.de

Deutscher Ärztinnenbund e.V.
Herbert-Lewin-Straße 1
50931 Köln
Tel 0221-4004-540
Fax 0221-4004-541
Aerztinnen@Aerztinnenbund.de
http://www.aerztinnenbund.de

Baden-Württemberg:
Landesärztekammer
Jahnstraße 40
70957 Stuttgart
Tel 0711-769890
Fax 0711-7698950
juergen.dreher@dgn.de

Versorgungswerk für Ärzte,
Zahnärzte und Tierärzte
Gartenstraße 63
72074 Tübingen
Tel 07021-2011
Fax 07021-26934

Bayern:
Bayerische Landesärztekammer
Mühlbaurstraße 16
81777 München
Tel 089-41471
Fax 089-4147280
100635.754@compuserve.com
(Internetzugang über Bundesärzte-
kammer)

Bayerische Ärzteversorgung
Denningerstraße 37
81925 München
Tel 089-92358000
Fax 0889-92358767

H
1

Berlin:
Ärztekammer Berlin
Flottenstraße 28-42
13407 Berlin
Tel 030-40806-0
Fax 030-40806-26
http://www.aerztekammer-berlin.de

Berliner Ärzteversorgung
Potsdamer Straße 47
14163 Berlin
Tel 030-81600221
Fax 030-81600240

Brandenburg:
Ärztekammer Brandenburg
Postfach 10 14 45
Dreifertstr. 12
03044 Cottbus
Thiemstraße 41
03050 Cottbus
Tel 0355-780100
Fax 0355-7801036
aerztekammer.brandenburg@t-
online.de

Ärzteversorgung Land Brandenburg
Ostrower Wohnpark 2
03046 Cottbus
Tel 0355-7780200
Fax 0355-7802030

Bremen:
Ärztekammer Bremen
Schwachhauser Heerstraße 24
28209 Bremen
Tel 0421-3404-200
Fax 0421-3404-209

Versorgungswerk der Ärztekammer
Bremen
Schwachhauser Heerstraße 24
28209 Bremen
Tel 0421-3404270
Fax 0421-3404279

Hamburg:
Ärztekammer Hamburg
Humboldtstraße 56
22083 Hamburg
Tel 040-228020
Fax 040-2209980
101454.1301@compuserve.com

Hessen:
Landesärztekammer
Im Vogelsang 3
60488 Frankfurt
Tel 069-976720
Fax 069-97672128

Versorgungswerk der Landesärzte-
kammer Hessen
Am Leonhardsbrunn 7
60487 Frankfurt
Tel 069-979640
Fax 069-97964172

Mecklenburg-Vorpommern:
Ärztekammer Mecklenburg-
Vorpommern
Humboldtstraße 6
18055 Rostock
Tel 0381- 492800
Fax 0381-4928044

Ärzteversorgung Mecklenburg-
Vorpommern
(siehe Ärzteversorgung Niedersachsen)

Niedersachsen:
Ärztekammer Niedersachsen
Berliner Allee 20
30175 Hannover
Tel 0511-38002
Fax 0511-3802240
dehmlow@asys-h.de

Ärzteversorgung Niedersachsen
Berliner Allee 20
30175 Hannover
Tel 0511-38001
Fax 0511-3801125

Nordrhein-Westfalen:
Ärztekammer Nordrhein:
Tersteegenstraße 31
40474 Düsseldorf
Tel 0211-43020
Fax 0211-4302200
http://www.aekno.de

H
1

Nordrheinische Ärzteversorgung
Tersteegenstraße 21
40474 Düsseldorf
Tel 0211-43020
Fax 0211-4302433

Ärztekammer Westfalen-Lippe
Gartenstr. 210 - 214
48147 Münster
Tel 0251-9290
Fax 0251-929-2999
aek@dgn.de

Ärzteversorgung Westfalen-Lippe
Scharnhorststraße 44
48151 Münster
Tel 0251-52040
Fax 0251-5204149

Rheinland-Pfalz:
Landesärztekammer Rheinland-Pfalz
Deutschhausplatz 3
55116 Mainz
Tel 06131-2882229
Fax 06131-2882288

Regierungsbezirk Koblenz:
Versorgungseinrichtung der Bundes-
ärztekammer Koblenz
Emil-Schüller-Straße 45-47
56068 Koblenz
Tel 0261-390010
Fax 0261-3900120

Regierungsbezirk Trier:
Versorgungseinrichtung der Bundes-
ärztekammer
Balduinstraße 10-12
54290 Trier
Tel 0651-46030
Fax 0651-4603171

Saarland:
Ärztekammer des Saarlandes
Faktoreistraße 4
66111 Saarbrücken
Tel 0681-40030
Fax 0681-4003340

Versorgungswerk der Ärztekammer des Saarlandes
Faktoreistraße 4
66111 Saarbrücken
Tel 0681-4003330

Sachsen:
Sächsische Landesärztekammer
Schützenhöhe 16 - 18
01099 Dresden
Tel 0351-82670
Fax 0351-8267412

Sächsische Ärzteversorgung
Schützenhöhe 16-18
01099 Dresden
Tel 0351-8267250
Fax 0351-8267412

Sachsen-Anhalt:
Ärztekammer Sachsen-Anhalt
Doctor-Eisenbart-Ring 2
39120 Magdeburg
Tel 0391-60546
Fax 0391-6054700

Ärzteversorgung Sachsen-Anhalt
(siehe Ärztekammer Niedersachsen)

Schleswig-Holstein:
Ärztekammer Schleswig-Holstein
Bismarckallee 8-12
23795 Bad Segeberg
Tel 04551-8030
Fax 04551-803180
aerztekammer_sh@t-online.de
http://www.aeksh.de

Versorgungseinrichtung der
Landesärztekammer Schleswig-
Holstein
Bismarckalllee 8-12
23795 Bad Segeberg
Tel 04551-803117
Fax 04551-803150

H
1

Thüringen:
Landesärztekammer Thüringen
Im Semmicht 33
07751 Jena
Tel 03641-6140
Fax 03641-614169
lak_thuer@t-online.de

Ärzteversorgung Thüringen
Im Semmicht 33
07751 Jena
Tel 03641-6140
Fax 03641-614169
lak_thuer@t-online.de

■ Ärzteverbände

Hartmannbund (Bundesverband),
Verband der Ärzte Deutschlands e.V.
Hartmannbund-Haus
Godesberger Allee 54
53175 Bonn
Postfach 26 01 25
53153 Bonn
Tel 0228-81040
Fax 0228-8104155
hartmannbund@telemarkt.de
http://www.hartmannbund.de

Marburger Bund
Riehler Straße 6
50668 Köln
Tel 0221-9731680
Fax 0221-9731678
Marburger-Bund@t-online.de
http://www.marburger-bund.de

Verband der angestellten und beamteten Ärzte Deutschlands e.V.
Riehler Straße 6
50668 Köln
Tel 0221-733173
Fax 0221-733697

NAV - Virchow-Bund
Verband der niedergelassenen Ärzte
Deutschlands e.V.
Belfortstraße 9
50668 Köln
Tel 0221-9730050
Fax 0221-7391239
nav.koeln@medi-netz.com
http://www.medi-netz.com/nav.htm

Ökologischer Ärztebund
Braunschweigerstraße 53b
28205 Bremen
Tel 0421-4984251
Fax 0421-4984252
oekologischer.aerztebund@t-online.de
http://www.bremen.de/info/oekoaerzte/aerztebund.htm

Unabhängiger Ärzteverband
Deutschlands
Christianstraße 11
50259 Pulheim
Tel 02238-81439

■ Zentrale Universitätskliniken und Fakultätsanschriften

Klinikum Aachen
Pauwelsstraße 30
52074 Aachen
Tel 0241- 800
Fax 0241-8888470
http://www.klinikum.rwth-aachen.de

Charité Berlin
Schumannstraße 20-21
10117 Berlin
Tel 030-28020
Fax 030-28023625
http://www.charite.de

Freie Uni Berlin
Hindenburgdamm 30
12203 Berlin
Tel 030-84450
Fax 030-84454141
http://www.medizin.fu-berlin.de

Medizinische Fakultät Bochum
Universitätsstraße 150
44780 Bochum
Tel 0234-700-1
Fax 0234-7094190
http://www.neurop.ruhr-uni-bochum.de/Info-1-Medizin.html

H
1

Medizinische Einrichtungen der
Rheinischen Friedrich-Wilhelms-
Universität
Sigmund-Freud-Straße 25
53127 Bonn
Tel 0228-2870
Fax 0228-737077
http://www.med.uni-bonn.de

Universitätsklinikum der TU Dresden
Fetscherstraße 74
01307 Dresden
Tel 0351-4580
Fax 0351-4584340
http://www.tu-
dresden.de/medf/cgc.htm

Klinikum der Heinrich-Heine-
Universität
Moorenstraße 5
40225 Düsseldorf
Tel 0211-8110
Fax 0211-8112285
http://www.uni-
duesseldorf.de/HHU/Fak/NewMed

Klinikum der Friedrich-Alexander-
Universität
Maximiliansplatz 2
91054 Erlangen
Tel 09131-850
Fax 09131-833038
http://www.fau.de

Universitätsklinikum Essen
Hufelandstraße 55
45147 Essen
Tel 0201-7230
Fax 0201-7235914
medizin-dekanat@uni-essen.de
http://www.uni-essen.de/fb14.html

Klinikum der Johann-Wolfgang-
Goethe-Universität
Theodor-Stern-Kai 7
60596 Frankfurt
Tel 069-63010
Fax 069-63015922
http://www.klinik.uni-frankfurt.de

Klinikum der Albert-Ludwigs-
Universität
Hugstetterstraße 55
79106 Freiburg
Tel 0761-2700
Fax 0761-2707236
http://www.ukl.uni-freiburg.de

Klinikum der Justus-Liebig-Univer-
sität Gießen
Rudolf-Buchheim-Straße 6-8
35385 Gießen
Tel 0641-990
Fax 0641-9940009
http://www.uni-giessen.de

Medizinische Fakultät Göttingen
Robert-Koch-Straße 40
37075 Göttingen
Tel 0551-390
Fax 0551-396994
http://www.uni-
goettingen.de/FB/Med

Klinikum der Ernst-Moritz-Arndt-
Universität
Fleischmannstraße 6
17487 Greifswald
Tel 03834-860
Fax 03834-865002
http://www.medizin.uni-greifs-
wald.de

Klinikum der Martin-Luther-
Universität
Magdeburgerstraße 27
06097 Halle
Tel 0345-5570
Fax 0345-5571493
dekan@medizin.uni-halle.de
http://www.medizin.uni-halle.de

Universitäts-Krankenhaus Eppen-
dorf
Martinistraße 52
20246 Hamburg
Tel 040-47171
Fax 040-47176752
http://www.uke.uni-hamburg.de

Klinikum der Med. Hochschule
Hannover
Konstanty-Gutschow-Straße 8
30625 Hannover
Tel 0511-532-1
Tel 0511-5325576
http://www.mh-hannover.de

Klinikum der Ruprecht-Karls-Univer-
sität
Voßstraße 2
69115 Heidelberg
Tel 06221-560
Fax 06221-564965
http://www.uni-heidelberg.de/
institute/fak5

Universitätskliniken Homburg
66424 Homburg/Saar
Tel 06841-160
Fax 06841-166003
mfdekan@med-rz.uni.sb.de
http://www.med-rz.uni-sb.de

Klinikum der Friedrich-Schiller-
Universität
Bachstraße 18
07740 Jena
Tel 03641-9300
Fax 03641-933013
http://www.med.uni-jena.de

Klinikum der Christian-Albrechts-
Universität
Hospitalstraße 21-23
24105 Kiel
Tel 0431-5970
Fax 0431-8802129
http://www.uni-
kiel.de/fak/med/med.html

Universitätsklinikum
Joseph-Stelzmann-Straße 9
50931 Köln
Tel 0221-4780
Fax 0221-4786276
http://www.uni-koeln.de/med-fak

Universitätsklinikum Leipzig
Liebigstraße 27
04103 Leipzig
Tel 0341-97109
Fax 0341-9715939
http://www.uni-leipzig.de/
medizin

Klinikum der Universität Lübeck
Ratzeburger Allee 160
23538 Lübeck
Tel 0451-5000
Fax 0451-5003026
http://www.uni-luebeck.de

Klinikum der Otto-von-Guericke-
Universität
Leipzigerstraße 44
39120 Magdeburg
Tel 0391-6701
Fax 0391-6715749

Klinikum der Johannes-Gutenberg-
Universität
Langenbeckstraße 1
55131 Mainz
Tel 06131-170
http://www.uni-
mainz.de/FB/Medizin/Allgemein/
medizin.html

Klinikum der Philipps-Universität
Baldingerstraße
35043 Marburg
Tel 06421-283691
http://www.uni-marburg.de

Ludwig-Maximilian-Universität
Bavariaring 19
80336 München
Tel 089-51600
http://www.med.uni-
muenchen.de

Klinikum rechts der Isar der TU
München
Ismaningerstraße 22
81675 München
Tel 089-41400
Fax 08941404935
http://www.med.tu-muenchen.de

H
1

Klinikum der Westf.-Wilhelms-
Universität
Domagkstraße 5
48149 Münster
Tel 0251-830
Fax 0251-8355004
http://medweb.uni-muenster.de

Klinikum der Universität Regensburg
Franz-Josef-Strauß-Allee 11
93042 Regensburg
Tel 0941-9440
Fax 0941-9446079
http://www.uni-regensburg.de/
Fakultaeten/Medizin/index.html

Klinikum der Universität Rostock
Ernst-Heydemann-Straße
18057 Rostock
Tel 0381-4940
Fax 0381-4945002
http://www.uni-rostock.de

Klinikum der Eberhard-Karls-
Universität
Geißweg 5
72076 Tübingen
Tel 07071-290
Fax 07071-295188
http://www.medizin.uni-tuebin-
gen.de

Universitätsklinikum Ulm
Steinhövelstraße 9
89075 Ulm
Tel 0731-50201
Fax 0731-5022028
http://www.uni-
ulm.de/uni/fak/medizin

Klinikum der Julius-Maximilians-
Universität
Josef-Schneider-Straße 2
97080 Würzburg
Tel 0931-2010
Fax 0931-2013860
http://www.uni-
wuerzburg.de/fakultaet/
medi_3.html

H
1

Internationale Adressen

Australien

Department of Employment, Education and Training
Oxford Street
2010 Darlinghurst
Tel 0061-2266-8111-1

Belgien

Ärztekammer
Conseil National de l'Ordre des Médecins
Place des Jamblinne de Meux 32
1040 Bruxelles
Tel 0032-2-7368291

Ministère des affaires sociales, de la santé publique et de l'énvironnement
Cité administrative de l'etat
Quartier esplanade
1010 Bruxelles
Tel 0032-2-5648011
http//www.socialsecrurity.fgov.be

Bolivien

Botschaft der Bundesrepublik Deutschland
Embajada de la República Federal de Alemania
Avenida Arce 2395
La Paz
Tel 0059-12-390850-4

Brasilien

Ärztekammer
Associaçao Médica de Brasilia
Edificio Sarah Kubitschek 510/12
CEP 70000 Brasilia/DF
Tel 0055-61-2452076

Deutsch-Brasilianisches Austauschprogramm:
Deutsch-Brasilianische Gesellschaft für Medizin e.V.
Wipperfürtherstraße 2
51103 Köln
Tel 0221-852266

Chile

Botschaft der Bundesrepublik Deutschland
Embajada de la República Federal da Alemania
Calle Agustinas 785
Santiago de Chile
Tel 00562-633-5031

China

Wichtige Startpage
http//www.yahoo.com.sg/
Regional/Countries/China/
Education/Colleges_and_Universities

Kurse in Akupunktur oder TCM (in Zusammenarbeit mit der WHO)
http//www.njutcm.edu.cn

Dänemark

Ärzteorganisation
Den Almindelige Danske Laegeforenings Bureae
Domus Medicae
Trondhjemsgade 9a
2100 Kobenhavn Ø
Tel 0045-35-448500
Fax 0045-35-448505
e-mail dadl@dadl.dk
http//www.dadl.dk

Ecuador

Bewerbungen
Dr. Rosario Naranja
Directora des Departemento de Recursos Humanos
Ministério de Salud Publica
Quito
Dr. Enrique Chiriboga V.
Director del Area de Integracion
Docente Assustencial Internado Rotavio
Universidad Central del Equador
Faculdad de Cienes Medicas
Quito

Finnland

Finnland-Informationen
Ministry of Social Affairs and Health
Snellmanink 14
00170 Helsinki
Tel 00358-9-1601
Fax 00358-9-1604716
http//www.vn.fi/stm/english

Ärztekammer
Suomen Lääkärrliitto
Mäkelänkatu 2, Box 49
00501 Helsinki
Tel 00358-0-39-3091
Fax 00358-0-39-30794
sll@fimnet.fi
http//www2.fimnet.fi/liitto

Frankreich

Ärztekammer
Ordre national des médecins
180, Boulevard Haussmann
75389 Paris Cedex 08
Tel 0033-1-53893200
Fax 0033-1-53893201
http//www.ordmed.org

Gabun

Deutscher Hilfsverein für das Albert-
Schweitzer Hospital Lambaréné
Neue Schlesingergasse 22-24
60311 Frankfurt
Tel 069-284951

Griechenland

Ministry of Health Welfare and
Social Security
17, Aristotelous str.
10433 Athen
Tel 0030-1-5235941
Fax 0030-1-5233563

Ärztekammer
Panhellenic Medical Association
2, Semitelou str.
11528 Athens

Großbritannien

British Medical Journal
Tavistock Square
London WC1H 9JR
Tel 0044-171-3874499
100730.1250@compuserve.com

Stellenvermittlung
Gregorys Medical Agency
2, Oxford Road
Manchester MI 5 QA
Tel 0044-161-2281501

Ärztekammer/Approbationsbehörde
General Medical Council (GMC)
178-202 Great Portland Street
London WIN 6 JE
Tel 0044-171-5807642
Fax 0044-171-9153641

*Standesorganisation der britischen
Ärzte; Zeitschriften und
Stellenangebote*
British Medical Association (BMA)
BMA House, Tavistock Square
London WC 1H 9JP
Tel 0044-171-387449

Informationen über Weiterbildung
National Advice Centre
Council for Postgraduate Medical
Education
7, Marylebone Road
London NW1 5HA
Tel 0044-171-6375766

Guatemala

Cámara de Comercio e Industria
Guatemalteco-Alemana
Apatado postal 1163
6a Av. 20-25, Zona 10
Edificio Plazo Maritima, 3er Nivel
Guatemala-Cuidad
Tel 00502-2-682971

Indien

Euro India Medical Exchange
Hippocrateslaan 55
4624 VG Bergen op Zoom
Niederlande

Irland

Ärztekammer
Irish Medical Association
10 Fitzwilliam Place
Dublin 2

Gesundheitsministerium
Ministry of Health
Hawkins House
Hawkins Street
Dublin 2
http//www.doh.ie

Zeitschriften/Stellenmarkt
The Irish Medical Times
Tel 00353-1-4757461
15, Harcourt Street
Dublin 2

The Irish Medical News
Tel 00353-1-2960000
10, Fitzwilliam Place
Dublin 2

The Journal of Irish Medical
Organisations
Tel 00353-1-2960000
10, Fitzwilliam Place
Dublin 2

Island

Bewerbungen
Landlaeknir
Laugavegi 116
105 Reykjavik

Italien

Ärztekammer
Federazione Nazionale degli
ordini dei medici chirurghi e degli
odontoiatri
P.za Cola di Rienzo 80/a
00100 Roma
Tel 0039-6-362031
http//www.fnomceo.it

Gesundheitsministerium
Ministero dello sanità
Piazzale dell´industria 20
00144 Roma
Tel 0039-6-59941
http//www.sanita.interbusiness.it

Jamaika

Bewerbung/Gesundheitsministerium
Ministery of Health
10 Caledonia Avenue
p.o. Box 472
Kingston 5

Japan

*Ausnahmegenehmigung (Gesund-
heitsministerium)*
Ministry of Health and Welfare
Health Police Bureau
Hospital Guidance Division
1-2-2, Kaumigaseki
Chiyoda-Ku
Tokyo

Kamerun

*Botschaft der Bundesrepublik
Deutschland*
Ambassada de la République
Fédérale d´Allemagne
Rue Charles de Gaulle
Jaunde
République du Cameroun
Tel 00237-210056

H
2

Kontaktaufnahme
Centre Universitaire des Sciences
de la Santé
Jaunde
République du Cameroun
Tel 00237-224795

Kanada

Verfahren/Stellensituation
Dr. Jean Lavière
Department of Health and Welfare
International Health Affairs
Jeanne Mance Building
Tunney`s Pasture
Ottawa, Ontario K1A OK9
Tel 001-613-9572991

Libyen

Botschaft der Bundesrepublik
Deutschland
Sharia Hassan el Mashai
P.O. Box 302
Tripolis

Luxemburg

Ärztekammer
Collège médical
Boulevard de la Pétrusse 90
2320 Luxembourg
Tel 00352-478-1
Fax 00352-475679

Gesundheitsministerium
Ministère de la Santé
Boulevard de la Pétrusse 57
2320 Luxembourg
Tel 00352-478-1
Fax 00352-491337
http//www.santel.lu/MIN/home.html

Malaysia

Ansprechpartner Ministry of Health
Mohamed Ramli bin Mat Wajib
(Secretary-General)
Jalan Cenderasari
50590 Kuala Lumpur
Tel 00603-2985077
Fax 00603-2985964

Mexico

Bewerbung
Dr. Alfredo Pineyro Lopez
Director de Facultad de Medicina
Universidad Monterry
Apdo. postal 14469
Monterry, N.L.

Deutsche Botschaft Embajada de la
Republica Federal de Alemania
Calle Lord Byron 737
Mexico

Neuseeland

Stellenvermittlung
Senior Advisory Officer
Hospital Staffing Section
Department of Health
P.O. Box 5013
Wellington
Tel 0064-4-4995159

Auskünfte/Ärztekammer
Medical Association of New
Zealand
26, The Terrace
Wellington
Tel 0064-4-4724741

Arbeitserlaubnis (vor Stellenantritt)
New Zealand Embassy
Bonn-Center H I 902
Bundeskanzlerplatz
53113 Bonn
Tel 0228-228070

Niederlande

Ärztekammer
Koninklijke Nederlandsche
Maatschappij tot bevordering der
geneeskunst
Lomanlaan 103
3526 XD Utrecht
Tel 0031-30-2823911
http//www.knmg.nl

H
2

Norwegen

Ärztekammer
Norwegian Medical Association
(NMA)
Fjellveien 5
1324 Lysaker
Tel 0047-67-124600
http//www.legeforeningen.no

TBT Zentrum für Deutsch-
Norwegische Wirtschaftskontakte
Königinstraße 1
24768 Rendsburg

Österreich

Österreichische Ärztekammer
Weihburggasse 10-12
1010 Wien
Tel 0043-1-51406-0

Bundesministerium für Arbeit,
Gesundheit und Soziales
Radetzkystraße2
1030 Wien
Tel 0043-1-755686
http//www.bmg.gv.at

Genehmigung der ärztlichen Tätigkeit
Bundeskanzleramt
Radetzkystraße 2
1030 Wien
Tel 00431-531150

Peru

Bewerbungen
Director General del Instituto
Nacional de Salud de Nino
Avda. Brasil
600 Lima

Director del Hospital Lozaya
Avda. Alfonso Ugarte
848 Lima

Ärzteorganisation
Asociation Medica Peruana-Alemana
Avda. Guzman Blanco 443-202
848 Lima

Philippinen

Stellensituation
Department of Surgery
University of the Philippines
Taft Avenue
Metro Manila

Polen

Ärztekammer
Naczelna Izba Lebarska
ul. Grojecka 65a
02-094 Warszawa
Tel 0048-22-222173
Fax 0048-22-65817-01
nil@ternet.pl
http//www.ternet.pl/zdrowie/
nil/index-e.htm

Portugal

Ärztekammer
Ordem dos Medicos
Av. Almirante Gago Coutinho, 151
1700 Lisboa
Tel 00351-1-8470654
Fax 00351-1-8470467
http//www.ordemmedicos.pt/
ordemmedicos/index.html

Schweden

Ärztekammer
Sveriges Läkarförbund
Box 5610
11486 Stockholm
Tel 0046-8-7903441
Fax 0046-8-103144
http//www.slf.se

Schweiz

Generalsekretariat der
Schweizerischen Ärztegesellschaft
Elfenstraße 18
3000 Bern 16
Tel 0041-31-3515543
Fax 0041-31-3515577
fmh@hin.ch
http//www.hin.ch/fmh-e/
home.htm

H
2

Zeitschrift (Stellenanzeigen)
Schweizerische Ärztezeitung
Verlag Hans Huber
Länggassstraße 76
3000 Bern 9
Tel 0041-31-3004500
Fax 0041-31-3004591
http//www.huberag.ch/Stellen

Senegal

Bewerbung
Université Cheikh Anta Diop
Faculté de Médécine
Dakar
Tel 00221-257574

Simbabwe

Bewerbung
The Health Professions Council 7
Ross Avenue Belgravia
Harare

Informationen
Ministery of Health
The Director of Health Manpower
Development and Training
Kagwai Building
P.O. Box 8204 Causeway
Harare

Singapur

Informationen
Ministery of Health
College of Medical Building
16, College Road Singapore
0316 Singapore

Spanien

Ärztekammer
Organización Médica Colegial
Villanueva 11
28001 Madrid
Tel 00349-1-4317780
Fax 00349-1-2397000
http//www.telprof.es/omc/
ome0.htm

Südafrika

Ärztekammer, Registrierung
The Registrar
South African Medical and Dental
Council
553 Vermeulen Street
P.O. Box 205
0001 Pretoria
Tel 0027-12-286680

*Aufenthaltserlaubnis/Arbeits-
erlaubnis*
Südafrikanische Botschaft
Auf der Hostert 3
53173 Bonn
Tel 0228-82010

Stellennachweis
Department of National Health
and Population Development
Private Bag X 88
0001 Pretoria

Stellenangebote
The Director of Hospital Services
Provincial Administration of the
Cape of Good Hope
P.O. Box 2060
8000 Cape Town

The Director of Hospital Services
Transvaal Provincial Administration
Private Bag 221
0001 Pretoria

The Director of Hospital Services
Provincial Administration of the
Orange Free State
P.O. Box 517
9300 Bloemfontein

The Secretary for Health
Private Bag 86
0001 Pretoria

The Secretary
KwaZulu Department of Health
Private Bag X10
3838 Ulundi
Tel 0027-358-292472

Natal Provincial Administration
Natalia
c/o Mr. V.A. Volker
Administration Natalia
3200 Pietermaritzburg
Tel 0027-331-952111

Tschechien

Ärztekammer
Czech Medical Chamber
Pobocka Praha
Hybernska 8
11000 Praha 1
Tel 0042-2-67162560
Fax 0042-2-67162552

Gesundheitsministerium
Ministry of Health
palackého nám 4
12801 Praha 2
Tel 00420-2-24971111
Fax 00420-2-24972111
mzcr@mzcr.cz
http//www.mzcr.cz

Ungarn

Ärztekammer
Hungarian Medical Chamber
Szinney Merse u.4
1063 Budapest VI
Tel 0036-1-269-4391
Fax 0036-1-269-4392

USA

Infos zum ECMFG Certificate und Visa
Educational Comission for Foreign
Medical Graduates (ECFMG)
3624 Market Street, 4th floor
Philadelphia, PA 19104/2685
Tel 001-2153-865900
http//www.ecfmg.org

Executive Secretary NRMP
807, One America Plaza
Evanston, Illinois 60219

*Infos zu den USMLE-Prüfungen
(Mitgliedsnummer angeben und
frankierter DIN A-A4-Rückumschlag
beilegen)*
Marburger Bund - Auslandsabteilung
Riehler Straße 6
50668 Köln
Tel 0221-97316815
http//www.usmle.org

Infos zur USMLE-Vorbereitung
National Medical School Review
http//www.nmsr.com

*Infos über Weiterbildungsstellen in
den USA*
American Medical Association
(AMA)
http//www.ama-
assn.org/ethic/educat.htm
American Council of Graduate
Medical Education (ACGME)
http//www.acgme.org
Association of Medical Colleges
http//www.aamc.org
z.B. University of Utah
http//www.int.med.utah.edu/info/
Med_info.html

*Infos über die regionalen Bedingun-
gen für Step 3 des USMLE*
Federation of State Medical Boards
(FSMB)
400 Fuller Wiser Road, Suite 300
Euless, Texas 76039/3855
Tel 001-817-571-2949

Infos CSA
http//www.ecfmg.org/csa.htm

Venezuela

Dr. Luis López Grillo
Decano
Facultad de Medicina
Universidad Central de Venezuela
Cuidad Universitaria
Caracas

H
2

Vereinigte Arabische Emirate

Bewerbung
Ministery of Health
P.O.Box 848
Abu Dhabi
United Arab Emirates

Zambia

Ärzteorganisation/Bewerbung
Medical Council of Zambia
P.O. Box 32554
Lusaka
Tel 00260-1-233517

Bildnachweis

H
2

Sachverzeichnis

ADAC 170
AFG 185
AGEH 143
AHB 25
AiP
  AiP-Plätze 4, 14
  Arbeitsbedingungen 18
  Arbeitslosenhilfe 18
  Arbeitslosenversicherung 18
  Arbeitszeit 18
  Bereitschaftsdienste 15
  Bundeswehr 16
  Fortbildungsveranstaltungen 16
  gesetzlicher Kündigungsschutz 18
  in einem theoretischen Fach 16
  Justizvollzugsanstalt 16
  kirchliche Häuser 18
  Kündigungsfrist 18
  Nachtdienst 18
  Probezeit 18
  Rettungsdienst 15
  Tätigkeiten 15
  Teilzeitarbeit 13
  Überstunden 17
  Unterbrechung 18
  Verdienst im Krankenhaus 17
  Verdienst in der Praxis 17
  Voraussetzungen 13
  Zivildienst 16
  Zusatzausbildungen 16
AiP im Ausland 16
Akupunktur 40, 115, 245
Allergologie 111, 120
Allgemeinmedizin 37
Altenpflegeschulen 165
alternative Berufsfelder 31
ambulante Schmerztherapie 40
amnesty international 142
Amtsarzt 89
Amtsarztlehrgang 91
Anästhesiologie 40
Anatomie 42
Angiologie 59, 66
Angola 127
Anschreiben, Bewerbung 5

Applied Kinesiology 115
Arbeitsamtsarzt 90
Arbeitsförderungsgesetz 185
Arbeitsgemeinschaft
  für Entwicklungshilfe 143
Arbeitslosengeld 18
Arbeitslosenhilfe 18
Arbeitslosigkeit 14, 31, 160
Arbeitsmedizin 44, 149
Arbeitszeiten 36
Arzneimittelaufsicht 89
Arzneimittelsicherheit 173
Arzt im Ausland 31, 123
Arzt im Verkauf 172
Arzt in pharmazeutischen
  Betrieben 173
Ärzte ohne Grenzen 143
Ärztearbeitslosigkeit 14, 31
Ärzteverbände 114
Aspirations- und Punktat-
  Zytologie 56
Augenheilkunde 47
Augenmuskelchirurgie 47
Aurikulomedizin 115, 209
Ausland, Arzt im 123
Australien 127
Autogenes Training 115

Bach-Blüten-Therapie 115
Balint-Gruppen 101
Balneologie 111
BAT 26, 30
Baustellenarzt 125
Bedarfsplanung 23
Bedürftigkeit 17
Begutachtungen 89
Belegbettenvereinbarung 23
Benin 127
Beratungsarzt 56, 90
Bereichsassistent Marketing
  185
Bereitschaftsdienste 13, 25
Berufserlaubnis 15
Besoldungsgruppen 153
Betriebsmedizin 111

Betriebswirtschaftliches
  Zusatzstudium 181
Bewerbung, schriftliche 5
Bewerbungen 14, 16
Bewerbungskosten 5
Bewerbungsmappe 4, 5, 6, 8
Bewerbungsphoto 7
Bewerbungsschreiben 5, 6, 142
BfA 90, 118, 126, 136
BGS 154
Bibliothekswesen 171
Biochemie 49
Bluttransfusionswesen 112
Bolivien 127
Bosnien 127
Brasilien 127
Bundesangestelltentarif 30
Bundesgrenzschutz 154
Bundesinstitut für Arzneimittel
  und Medizinprodukte 90, 202
Bundespost 148
Bundeswehr 149
Bundeszentrale für gesund-
  heitliche Aufklärung 89

Cap Anamur, Komitee 127, 128, 130
Centrum für Internationale
  Migration und Entwicklung 143
CFI 204
Chile 127
Chinesische Diätetik 115
Chiropraktik 112
Chirotherapie 112
Chirurgie 50
Chirurgie, plastische 100
Chirurgie, spezielle orthopädische
  93
Chirurgie, spezielle urologische 110
chirurgische Intensivmedizin,
  spezielle 51
Christliche Fachkräfte
  International 128
CIM 143
Consultant 131, 178
Controlling 183

Dänemark 127
D-Arzt 52
DED 142, 150, 151
DED, Praktikantenprogramm des 142
Dermatologie 59
Deutsche Gesellschaft für
  technische Zusammenarbeit 143
Deutscher Entwicklungsdienst
  142, 150, 151
Deutscher Freiwilligendienst
  in Übersee 143
Deutsches Institut für medizinische
  Dokumentation und
  Information (DIMDI) 90, 202
Deutsches Rotes Kreuz 143
DFÜ 143
DGTI 108
Diagnostische Radiologie 53
Dienste in Übersee 142
DRK 143, 170
Durchgangsarzt 52

Echokardiographie 36
Ecuador 128
Eigenbluttherapie 115
El Salvador 128
Elektroneuraltherapie 115
EMCR 182
Endokrinologie 67
Endokrinologie, gynäkologische 56
Entwicklungsdienst 140
Entwicklungshelfergesetz 141
Entwicklungshilfe 151
Erasmus 177, 186
Eritrea 128
European Master in Clinical
  Research 182
Exfoliativ-Zytologie 56

Facharztbezeichnung 35
Fachjournalist, medizinischer 166
Fachkunde 35
Fachvermittlungsdienste 16
Fahrtauglichkeitsuntersuchungen
  102

Fakultative Weiterbildung 35
FÄPI 174
Feuerwehr 165
Finnland 128
Flugmedizin 113, 149
Forschung 28
Frankreich 128
Frauen, Position der 18
Frauenheilkunde 55
Freizeitausgleich 17

Gastarzt 147
Gastroenterologie 65, 67
Gebietsbezeichnung 35
Geburtshilfe 55
Gefäßchirurgie 51
Gemeinschaftspraxis 24, 107
General Medical Council 132
Genetik, medizinische 113
Geriatrie 35, 38, 66, 80, 102, 158
Geriatrie, klinische 38, 66, 80, 102
Gerichtsarzt 102
Geschlechtskrankheiten 59
Gesundheitsamt 90, 187
Gesundheitsmanagement 189
Gesundheitswesen,
    öffentliches 89
Gesundheitswissenschaften
    91, 187
Gewerbearzt 46
GMC 132
Großbritannien 131
Gruppentherapie 103
GTZ 143
Guatemala 128
Gynäkologie 55
Gynäkologie, operative 56
Gynäkologische
    Endokrinologie 56

Hals-Nasen-Ohrenchirurgie 57
Hals-Nasen-Ohrenheilkunde 57
Hämatologie 65, 67
Handchirurgie 113
Hausarztmodell 37

Haut- und
    Geschlechtskrankheiten 59
Hautkrankheiten 59
Herzchirurgie 61
Hintergrundbereitschaft 160
Homöopathie 113
Humangenetik 62
Humanitäre Hilfe, Studiengang
    186
Hygiene 63
Hypnose 115

Impact factor 28
Impfprogramme 89
Indien 128
Infektiologie 77
Infektionsepidemiologie 77
Informatik, medizinische 114
Informations-Broker 167
Innere Medizin 65
Intensivmedizin,
    spezielle anästhesiologische 41
    spezielle chirurgische 51
    spezielle herzchirurgische 61
    spezielle Internistische 66
    spezielle kinderchirurgische 69
    spezielle neurochirurgische 82
    spezielle neurolgische 84
    spezielle pädiatrische 71
    spezielle plastisch-chirurgische
    100
Internet 31, 114, 167
Internistische Onkologie 67
internistische Röntgendiagnostik
    66
Irland 128
Island 129
Israel 129
Italien 129

Jamaika 129
Japan 129
Jemen 129
JHO 131
Job-sharing 24

Jordanien 129
Journalist, medizinischer 166
Junior House Officer 131
Justizvollzugsanstalten 155
JVA 155

Kamerun 129
Kanada 129
Kardiologie 25, 65, 67
Kassenärztliche Vereinigung 13, 114, 161
Kinder- und Jugendpsychiatrie und -psychotherapie 73
Kinderchirurgie 69
Kinderheilkunde 70
Kinderkardiologie 71
Kinderradiologie 53
Klimatologie, medizinische 111
klinische Geriatrie 38, 66, 80, 84, 102
Klinische Pharmakologie 74, 174
Kolon-Hydro-Therapie 115
Komitee Ärzte für die Dritte Welt 143
Komitee Cap Anamur 142
Konsiliarische Tätigkeiten 23
Kosmetikbetriebe 172
Krankenkassen 90, 118
Krankenpflegeschulen 165
Kriegsdienstverweigerer 150
KV 13, 160

Laboratoriumsmedizin 76
Labordiagnostik, molekulargenetische 62 zytogenetische 62
Landes- oder Bundesversicherungsanstalt 118
Landes- oder Bundesversicherungsanstalt (LVA, BfA) 90
Laserchirurgie 47
Lebenslauf 7
Lehrer 165
Leichenschau 15
Luxemburg 129
LVA 90, 118

Management 173
Managementfunktionen 25
Manager 176
Manuelle Medizin 112
Manuelle Therapie 112
Marketing 185
Medical Practitioner 132
Medizin, manuelle 112
Medizin, traditionelle chinesische 209, 245
Medizingerätehersteller 170, 172
Medizinische Genetik 113
Medizinische Informatik 114
medizinische Klimatologie 111
medizinische Online-Dienste 167
medizinische Parasitologie 119
medizinischer Fachjournalist 166
Mexiko 129
Mikrobiologie 77
MKG 79
molekulargenetische Labordiagnostik 62
Molekularpathologie 95
MTA-Schulen 165
Mund-Kiefer-Gesichtschirurgie 79
Musterungsarzt 149

Nacht- und Bereitschaftsdienste 33
Nachtdienst 107
Namibia 129
Nebenbeschäftigung 151
Neonatologie 71
Nephrologie 67
Nervenheilkunde 80
Neuraltherapie 115
Neuroanatomie 84
Neurochirurgie 82
Neurologie 84
Neuropädiatrie 72
Neuropathologie 86
Neuroradiologie 53
Neuseeland 127, 130
Niederlande 130

Niederlassung 23
Norwegen 133
Notdienstvertreter 160
Nuklearmedizin 87

Öffentliches Gesundheitswesen 89
Onkologie, internistische 67
Online-Dienste, medizinische 167
operative Gynäkologie 56
Orthopädie 92
Ortszuschlag 30
Osteopathie 112
Österreich 130

Pädaudiologie 97
Pakistan 130
Papier, Bewerbung 5
Parasitologie, medizinische 119
Parteien 114
Pathologie 94
Paul-Ehrlich-Institut 90
Pensionierung des Kassenarztes 24
Perinatalmedizin 56
Peru 130
Pharmaindustrie
    Forschung und Entwicklung 173
Pharmaindustrie, Arzt in der 173
Pharmakologie und Toxikologie
    96, 174
Pharmareferent 173
Pharmareferenten 185
pharmazeutischen Betrieben,
    Arzt in 173
Philippinen 130
Phlebologie 115
Phoniatrie 97
Phoniatrie und Pädaudiologie 97
Photo, Bewerbung 7
Physikalische Medizin 98
Physikalische Therapie 115
Physikalische und Rehabilitative
    Medizin 98
Physiologie 99
Physiotherapieschulen 165
Phytotherapie 115

Planungsbereich 23
Plastische Chirurgie 100
Plastische Operationen 116
Pneumologie 61, 67
politische Arbeit 31
Polizeiarzt 153
Portugal 130
Praktikantenprogramm des DED
    142
Praxisassistent 24
Praxisgemeinschaft 24
Praxisinvestitionen 24
Praxisneugründung 24
Praxisübernahme 24
Praxisvertreter 160
Praxisvertretung 160
Pre-Registration House Officer
    132
private Versicherungsträger 118
Professur 26
Psychiatrie 101
Psychiatrie und Psychotherapie
    101
Psychoanalyse 102, 116
Psychotherapeutengesetz 104
Psychotherapeutische Medizin
    103
Psychotherapie 101, 103, 117
Psychotherapie, tiefenpsychologisch
    fundierte 103
Public Health 91, 187
Publikationen 28

Radiologie, diagnostische 53
Rechtsmedizin 105
Registrar 131
Rehabilitationswesen 117
Rehabilitative Medizin 98
Rentenversicherungsträger 114
Reproduktionsmedizin 56
Rettungsmedizin 40
Rheumatologie 67, 77, 93
Robert-Koch-Institut 89
Röntgendiagnostik, internistische
    66

Sauerstofftherapie 115
Schiffsarzt 156
Schmerzambulanz 41
Schmerztherapie, ambulante 40
schriftliche Bewerbung 5
Schriften, Bewerbung 5
Schwangerschaft 18, 53, 87, 107
Schweden 130
Schweiz 134
Schwerpunkt 35
Selbsterfahrungsgruppe 101
Senior House Officer 131
SHO 131
Sigmoido-Koloskopie 66
Sozialmedizin 118
Spanien 130
Spezielle anästhesiologische
    Intensivmedizin 41
Spezielle chirurgische
    Intensivmedizin 51
Spezielle Geburtshilfe 56
Spezielle Internistische
    Intensivmedizin 66
spezielle kinderchirurgische
    Intensivmedizin 69
spezielle orthopädische
    Chirurgie 93
spezielle pädiatrische
    Intensivmedizin 71
spezielle plastisch-chirurgische
    Intensivmedizin 100
spezielle urologische Chirurgie 110
spezielle herzchirurgische
    Intensivmedizin 61
spezielle neurochirurgische
    Intensivmedizin 82
spezielle neurologische
    Intensivmedizin 84
Sportmedizin 92, 118
Stellenangebote 14
Stimm- und Sprachstörungen 119
Strahlenbelastung 106
Strahlentherapie 106
Studiengang Humanitäre Hilfe 186
Suchtbereich 102

Südafrika 136
Supervision 101

Tauchmedizin 149
TCM 245
Teilapprobation 13
Teilgebiet 35
Teilzeitarbeit 31, 91, 166
Therapie, manuelle 112
Thoraxchirurgie 51, 61
Tibetische Medizin 115
tiefenpsychologisch fundierte
    Psychotherapie 103
Tobago 130
Tourismus 158
Tourismusarzt 158
Toxikologie 153, 174
traditionelle chinesische
    Medizin 209, 245
Transfusionsmedizin 108
Trinidad 130
Tropenmedizin 119
TÜV 102

Überseeregister 141
Übersetzer 170
Überstunden 13
Umweltmedizin 63, 119
Unfallchirurgie 51
United States Medical Licensing
    Examination 138
Universitätslaufbahn 26, 28
Unternehmensberater 178
Urlaub 18, 36
Urlaubsgeld 17, 30
Urologie 110
USA 138
USMLE 138

Verdienst 30
Verhaltenstherapie 103
Verkauf, Arzt im 172
Versicherungen 90
Versorgungsämter 90, 118
Vertretungsarzt 115, 160

Vertretungstag 161
Vietnam 130
Viszeralchirurgie 51
Vollapprobation 35
Vorstellungsgespräch 5, 7
Vorvertragspartner, DED 150, 151

Weiterbildung, fakultative 35
Weiterbildungsberechtigung 13, 35
WHO 141

Zahnärzte 200
Zahnmedizin 79
ZAV 131
Zentralstelle für Arbeitsvermittlung
    131
Zivildienst 151
Zusatzbezeichnungen 111
ZVD 151
zytogenetische Labordiagnostik 62

Vereinte fördert Blick in die Zukunft

Nach dem Medizinstudium Gas geben – klar! Egal, ob in den klassischen klinischen Fächern wie Innere Medizin, Chirurgie oder etwa Frauenheilkunde und Urologie, in den naturwissenschaftlich geprägten Fächern wie Radiologie, vielleicht Mikrobiologie oder auch ganz unabhängig von Diagnose und Therapie im Gesundheitsmanagement, Medizinjournalismus sowie etwa in der Unternehmensberatung – die Welt wollen Sie auf jeden Fall aus den Angeln heben. Doch genauso wie die Götter vor der Therapie die Diagnose gesetzt haben, steht vor Ihrem verwirklichten Berufseinstieg erst der Wettbewerb auf dem medizinischen Arbeitsmarkt.

Jedes Jahr kommen über 10 000 examinierte Mediziner auf dem freien Arbeitsmarkt an und wollen das in vielen Jahren erworbene Wissen endlich verantwortlich anwenden. Um das zu erreichen, ist heute mehr Strategie notwendig, als vielleicht noch vor zehn Jahren. Durch die unbedingt praktisch orientierte Vorgehensweise des Autors ist der vorliegende Wegweiser „Berufsplaner Arzt" eine erste gute Grundlage, diese Strategie vorzubereiten – ein Aspekt, der gerade in der klinischen Schulmedizin in Deutschland häufig etwas in den Hintergrund gerät.

əllɐnoᴉʇuəʌuoʞuU T e d / r n s – Vereinte für nəuə Einsichten in der jungen Medizin

In dem Buch wird außerdem bereits ein erster Ausblick auf Tätigkeiten außerhalb der klassischen klinischen Medizin präsentiert. Die sogenannten „alternativen Berufsfelder für Mediziner" sind eigentlich längst nicht mehr die zweite Wahl, wie damals, als faktisch jeder eine Weiterbildungsstelle bekommen hat, der als Assistent verfügbar war. Heute wird medizinisches Know-how tatsächlich immer häufiger auch in anderen Aufgabengebieten benötigt. Denn die Lücke zwischen wissenschaftlicher und angewandter Medizin auf der einen Seite und unserer Gesellschaft auf der anderen Seite wird aufgrund der zunehmenden Spezialisierung immer größer. Deshalb wird den nicht-kurativen Tätigkeiten von Ärzten im Vergleich mit heute in Zukunft ein höherer Stellenwert zukommen – als gleichwertige Erwerbsalternative zur Klinik.

Die Vereinte Krankenversicherung AG in Deutschland versteht sich als Dialogpartner im Gesundheitswesen – und dazu gehören natürlich auch Sie innerhalb der jungen Medizin. Wir wünschen Ihnen eine erfolgreiche Ärztliche Prüfung und einen gelungenen Einstieg ins Berufsleben. Und dabei können Sie sich auf uns, als **dem** privaten Ärztekrankenversicherer in Deutschland, verlassen.

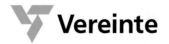

Vereinte

Ein Unternehmen der Allianz Gruppe

Ärzte-und-Heilberufe-Kommunikation
Heiko.Laufenberg@vereinte.de
München, Oktober 1999